Praxishandbuch für Familienhebammen

W0194174

Daniel Nakhla, Dipl.-Psych., ist wissenschaftlicher Mitarbeiter am Universitätsklinikum Heidelberg und Supervisor im dort angesiedelten Projekt „Keiner fällt durchs Netz". Schwerpunkte: klinisch-psychotherapeutische Arbeit mit tiefenpsychologischem Hintergrund, kultur- und religionspsychologische Themen sowie Arbeit und Forschung zum Thema Vaterschaft. Er lebt in Heidelberg.

Andreas Eickhorst, Dr. rer. nat., Dipl.-Psych., ist wissenschaftlicher Mitarbeiter am Universitätsklinikum Heidelberg und dort Koordinator des Präventionsprojektes „Keiner fällt durchs Netz". Schwerpunkte: Entwicklung und Kultur, Eltern-Säuglings-Interaktionen, Prävention und Beratung von Familien mit Säuglingen, Vaterforschung. Er lebt in Heidelberg.

Manfred Cierpka, Prof. Dr. med., ist Arzt für Psychiatrie, Psychotherapeutische Medizin, Psychoanalytiker, Familientherapeut und Ärztlicher Direktor des Instituts für Psychosomatische Kooperationsforschung und Familientherapie am Universitätsklinikum Heidelberg. Veröffentlichungen in der Präventions- und Psychotherapieforschung.

Daniel Nakhla, Andreas Eickhorst,
Manfred Cierpka (Hrsg.)

Praxishandbuch
für Familienhebammen

Arbeit mit belasteten Familien

Mabuse-Verlag
Frankfurt am Main

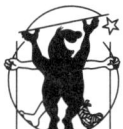

Bibliografische Information der Deutschen Nationalbibliothek
Die Deutsche Nationalbibliothek verzeichnet diese Publikation in der
Deutschen Nationalbibliografie; detaillierte bibliografische Angaben
sind im Internet unter http://dnb.d-nb.de abrufbar.

Informationen zu unserem gesamten Programm, unseren AutorInnen
und zum Verlag finden Sie unter: www.mabuse-verlag.de.

Wenn Sie unseren Newsletter zu aktuellen Neuerscheinungen und anderen
Neuigkeiten abonnieren möchten, schicken Sie einfach eine E-Mail mit dem
Vermerk „Newsletter" an: online@mabuse-verlag.de.

2., unveränderte Auflage 2012
© 2009 Mabuse-Verlag GmbH
Kasseler Str. 1 a
60486 Frankfurt am Main
Tel.:   069-70 79 96-13
Fax: 069-70 41 52
verlag@mabuse-verlag.de
www.mabuse-verlag.de
www.facebook.com/mabuseverlag

Umschlaggestaltung: Karin Dienst, Frankfurt am Main
Umschlagfoto: Noel Matoff, Berlin
Satz: Karin Dienst, Frankfurt am Main
Druck: Prisma Verlagsdruckerei GmbH, Saarbrücken
ISBN: 978-3-940529-28-2
Printed in Germany

Inhaltsverzeichnis

Geleitwort 7

1. Vorwort 9

2. Familienhebammen im Wandel der Zeit –
   Rückblick, aktueller Stand und Perspektiven
   (Eva Schneider) 11

3. Die Familienhebamme im wissenschaftlichen Diskurs
   (Manfred Cierpka) 17

4. Beziehungsgestaltung im professionellen Kontext
   (Claudia Wölfer) 23

5. Gesprächstechniken –
   Elemente systemisch-lösungsorientierten Arbeitens
   (Daniel Nakhla) 35

6. Die Geburt eines Kindes als existenzielle Erfahrung
   (Claudia Wölfer) 39

7. Die Geburt einer Familie – psychologische Aspekte
   der Familiengründung (Claudia Wölfer) 45

8. Entwicklung im ersten Lebensjahr
   (Hortense Demant) 53

9. Kindliche Bedürfnisse im ersten Lebensjahr
   (Hortense Demant) 63

10. Interaktionelle Herausforderungen in der Säuglingszeit
    (Hortense Demant) 69

11. Eltern-Kind-Bindung
    (Britta Frey) 73

12. Die Rolle weiterer für die Familie wichtiger Personen
    (Kai Götzinger) 81

13. Wichtige Symptome und Hinweise auf körperliche und
    seelische Misshandlung und Vernachlässigung im Säuglingsalter
    (Silke Borchardt, mit einem Interview mit Beate Holstein) 89

14. Kulturspezifische Wertvorstellungen und Umgangsweisen
    mit Säuglingen
    (Monika Abels, Andreas Eickhorst) 99

15. Familien mit Abhängigkeitsthematik
    (Daniel Nakhla) 109

16. Psychische Erkrankungen in der Schwangerschaft
    und im ersten Jahr mit dem Kind
    (Sarah Groß) 117

17. Die spezifische Lebenssituation junger Mütter
    und ihrer Familien
    (Daniel Nakhla) 129

18. Krisen und Umgang mit Krisen
    (Daniel Nakhla) 135

19. Institutionen im Bereich Familienhilfe
    und sozialrechtliche Aspekte
    (Kai Götzinger) 141

20. Sicherstellung grundlegender finanzieller Mittel für Familien
    (Marisa Benz) 149

21. Die U-Untersuchungen beim Kinderarzt
    (Kerstin Scholtes) 155

22. Eltern-Kind-Gruppen
    (Marisa Benz) 165

23. Das Modellvorhaben „Keiner fällt durchs Netz"
    (Manfred Cierpka) 171

24. Erfahrungen einer Familienhebamme bei ihrer Arbeit
    (Andreas Eickhorst, mit einem Interview mit Katja Hering) 179

25. Von der Hebamme zur Familienhebamme –
    Auswirkungen auf das berufliche Selbstverständnis
    (Eva Schneider) 183

26. Quellen und weiterführende Literatur 191

27. AutorInnenverzeichnis 201

28. Register 205

Geleitwort

„Wir müssen früher mit Prävention anfangen", heißt es in Fachbeiträgen, Politikerreden und Zeitungsartikeln. Fangen wir doch einfach mal mit dem AN-FANG an!

Um den Babys den Start ins Leben zu erleichtern, ist die „Prävention ab der Nabelschnur" eine gute Möglichkeit, Kindern und ihren Müttern beziehungsweise Eltern schon in der Schwangerschaft hilfreich zur Seite zu stehen. Die medizinische Betreuung ist eine ganz wichtige Maßnahme. Aber die psychosoziale Begleitung – zum Beispiel durch eine Familienhebamme – ist für meine Begriffe eine ebenso bedeutende „Vorsorge".

In Hessen haben wir das große Glück, dass die Idee der Fortbildung „Von der Hebamme zur Familienhebamme" vom Landesverband der hessischen Hebammen e.V. und dem hessischen Sozialministerium sofort unterstützt wurde. Einen zusätzlichen Kooperationspartner fanden wir in „Focus Familie" (einem aus dem Universitätsklinikum Heidelberg ausgegliederten gemeinnützigen Anbieter von Präventionsmaßnahmen). Dadurch konnten 60 Hebammen im Jahr 2007 weiterqualifiziert werden. Aus diesen ersten drei Kursen fanden zwölf Kolleginnen im Projekt „Keiner fällt durchs Netz" eine Anstellung als Familienhebamme.

Familienhebammen betreuen schwangere Frauen, Mütter, Familien, die gesundheitlichen, medizinisch-sozialen oder psychosozialen Risiken ausgesetzt sind und deren Kinder bis zum vollendeten ersten Lebensjahr. Durch den Einsatz der Familienhebamme gerade in der sensiblen Zeit rund um die Geburt werden die Weichen für eine gesunde Entwicklung des Kindes und eine positive Eltern-Kind-Interaktion frühzeitig gestellt.

Das erweiterte Tätigkeitsfeld erfordert Kenntnisse der relevanten Gesetzgebung, institutioneller Möglichkeiten und der (psychosozialen) Entwicklung über die ersten acht Wochen hinaus. Darüber hinaus ist eine intensive Auseinandersetzung mit dem Berufsbild, der eigenen Rolle als Hebamme sowie mit konkreten Problemstellungen wie zum Beispiel psychischen Erkrankungen in der Familie, Migrationshintergrund, Hinweisen auf Misshandlungen, Teenagermüttern ... unerlässlich.

Dieses vorliegende Handbuch ist das erste praxisorientierte Nachschlagewerk für Familienhebammen in Deutschland. Es bietet vielfältige Einsatzmöglichkeiten und wird Ihnen in Ihrer praktischen Arbeit ein hilfreicher Begleiter sein, der auf wichtige Fragen Antworten bietet – ein Buch, mit dem wir etwas ANFANGEN können.

Fulda, im August 2008

Eva-Maria Chrzonsz
Projektleitung des Landesverbandes der Hessischen Hebammen e.V.
für die Fortbildung „Von der Hebamme zur Familienhebamme", Hebamme, Familienhebamme und Systemische Familientherapeutin

Vorwort

Dieses Buch richtet sich vorwiegend an die Berufsgruppe der Hebammen beziehungsweise Familienhebammen, aber nicht nur.

Die Idee und der Einsatz von Familienhebammen zur Begleitung von Familien sind alles andere als neu (dazu Näheres im Buch). Allerdings ist ihre öffentliche Wahrnehmung als wertvolle und ernstzunehmende Ergänzung der bisherigen Form der nachsorgenden Hebammenarbeit sowie als Alternative zu anderen Anbietern aufsuchender Arbeit durchaus neu. Spätestens seitdem das Phänomen vernachlässigter Kinder und die hier benötigten Präventionsmöglichkeiten in den Medien ein breites Echo finden, ist auch der Versuch, diesem Phänomen mit dem Einsatz von Familienhebammen zu begegnen, mehr und mehr in den Blick der Öffentlichkeit gerückt. Wie beispielsweise die als Modellprojekte vom „Nationalen Zentrum Frühe Hilfen" unterstützten Ansätze zeigen (einer vom Deutschen Jugendinstitut und der Bundeszentrale für gesundheitliche Aufklärung gemeinsam getragenen nationalen Einrichtung der frühen Primärprävention), gibt es verschiedene Möglichkeiten, belasteten Familien mit Säuglingen und Kleinkindern unterstützend zur Seite zu stehen. Für diese Aufgabe kommen unterschiedliche Berufsgruppen infrage. Neben den Familienhebammen können dies zum Beispiel Kinderkrankenschwestern oder auch ehrenamtlich tätige „Family Nurses" sein.

Da wir das Präventionsprojekt „Keiner fällt durchs Netz" initiiert und in Teilen Hessens sowie im gesamten Saarland etabliert haben, wird dieses Projekt in diesem Buch an der einen oder anderen Stelle eine Rolle spielen und auftauchen. Dass wir uns in unserem präventiven Ansatz für die Berufsgruppe der Hebammen entschieden und gemeinsam mit dem hessischen und dem saarländischen Hebammenverband an der Konzeption einer Fortbildung zur Familienhebamme mitgewirkt haben, liegt an mehreren Faktoren, die im Folgenden in den diversen Kapiteln immer wieder genannt werden. Neben dem guten Ruf der Hebammen im Allgemeinen und ihrer Erfahrung in Fragen der Bedürfnisse von Säuglingen und Eltern sind dies auch die Niedrigschwelligkeit des Zugangs zu ihnen sowie die Selbstverständlichkeit, mit der zum Beispiel Nachbarn den Besuch einer (Familien-)Hebamme akzeptieren.

Letztlich hat das Buch den Anspruch, sich generell und übergreifend mit der Rolle der Familienhebamme und den Möglichkeiten, Chancen und Grenzen ihrer Arbeit auseinander zu setzen. Ob diese Arbeit in einem Projekt wie dem unsrigen oder in anderen Kontexten stattfindet, ist für diese Betrachtung weniger erheblich. Wichtiger ist unser Bestreben, eine Zusammenstellung vorzulegen, die informiert sowie Anregungen und Hilfestellungen gibt, von denen möglichst viele (Familien-)Hebammen, deren Auftraggeber und KollegInnen sowie weitere Berufsgruppen profitieren können. Wenn wir damit einen Beitrag zum Gelingen der täglichen Arbeit mit den zu betreuenden Familien leisten können, sind wir zufrieden.

Heidelberg, im Sommer 2008

Daniel Nakhla
Andreas Eickhorst
Manfred Cierpka

Eva Schneider

Familienhebammen im Wandel der Zeit – Rückblick, aktueller Stand und Perspektiven

Wie alles begann

Im Jahre 1980 wurde das erste Modellprojekt „Familienhebamme" in Bremen durchgeführt. Dort lag die Säuglingssterblichkeit überdurchschnittlich hoch und die medizinische Hochschule Hannover hatte den Auftrag übernommen, in Zusammenarbeit mit dem Hebammenverband (damals Bund Deutscher Hebammen e.V., heute Deutscher Hebammenverband e.V.) ein Konzept zu entwickeln, mit dessen Hilfe sie gesenkt werden konnte. Man orientierte sich dabei an Versorgungsmodellen skandinavischer Länder und der Niederlande, da diese eine geringe Säuglingssterblichkeit zu verzeichnen hatten. Diese Länder stellen ihren Schwangeren und Müttern über einen längerfristigen Zeitraum kompetentes Fachpersonal zur Seite. Es wurden im Rahmen des Bremer Projekts für diese Aufgabe Hebammen ausgewählt, weil sie ein großes Maß an Akzeptanz in der Bevölkerung besitzen und ihr Besuch nichts Stigmatisierendes hat. Im Kern des Modellprojekts ging es darum, diejenigen Mütter zu erreichen, die sich in sozial und/oder medizinisch belastenden Lebenslagen befanden.

Das Besondere und Neue an dem Konzept war die langfristige Betreuung der Familie. Zu einer Zeit, in der die Wochenbettbetreuung durch Hebammen ungewöhnlich war und noch lange nicht so selbstverständlich wie heute, wurde mit der einjährigen Familienhebammenbetreuung ein innovativer Weg beschritten. Die 25 Projekthebammen – deren grundständige Ausbildung zu der Zeit noch zwei Jahre umfasste – wurden in einer einjährigen, vollzeitlichen Fortbildung auf ihre Aufgaben vorbereitet! Neu waren auch die Netzwerkarbeit als Grundlage für die ganzheitliche Betreuung und die enge und ergänzende Zusammenarbeit mit Ärztinnen und Ärzten, Sozialarbeiterinnen und Sozialarbeitern und Kliniken. Ergänzend zur wissenschaftlichen Begleitforschung wurden die Hebammen supervisorisch begleitet. Nach der Projektlaufzeit von

1980–1983 endete dieses Modell. Verschiedene andere Initiativen folgten, auch in anderen Bundesländern. Allerdings gelang es nur vereinzelt, das Angebot in die Regelangebote zu überführen – obwohl sich der Einsatz der Familienhebammen durchweg bewährte und die zentralen Projektziele, nämlich die Erreichung und intensive Betreuung von Risikogruppen verwirklicht werden konnten.

Wie sieht es heute aus?

Nach einem „Dornröschenschlaf" (Knoop, 2007, S. 426–430) von nunmehr 25 Jahren besitzt der Ansatz der Betreuung von Familien mit Risikofaktoren durch Hebammen zurzeit hohe Aktualität.

War er bisher auf einzelne, befristete und regional begrenzte Modelle beschränkt, erlangt er zunehmend eine neue Dimension der Relevanz und Verbreitung. Die Anlässe sind immer mehr bekannt werdende Fälle von Kindesvernachlässigung und Kindestötung. Sie führen zu einer Sensibilisierung für das Thema, nicht nur in der Bevölkerung und den familienrelevanten Medizin- und Sozialberufen, sondern auch bei den politisch Verantwortlichen. Der Zugzwang, unter dem die Politik sich sieht, zeigt sich unter anderem in der Bereitstellung finanzieller Mittel, etwa bei der Finanzierung von landesweiten Familienhebammeneinsätzen in Thüringen oder im Saarland und zur Installation und Unterhaltung eines Nationalen Zentrums für Frühe Hilfen[1].

Eine umfassende Darstellung der aktuellen Diskussion würde den vorliegenden Rahmen sprengen und ist aus den folgenden Gründen nur als Ausschnitt einer Momentaufnahme möglich: Die Skizzierung einer einigermaßen vollständigen Übersicht wird erschwert durch die rasanten Entwicklungen mit der daraus folgenden Halbwertszeit des Wissens und das Vorhandensein zahlreicher Initiativen, die von föderalistischen Strukturen, unterschiedlichen Durchführungsebenen und Eingriffslogiken sowie einer mangelnden Verknüpfung gekennzeichnet sind.

Die Tätigkeitsfelder von Familienhebammen, die Zielgruppe, die Vorgehensweise (aufsuchende Betreuung), die Zusammenarbeit mit anderen Disziplinen und Institutionen, die Betreuungsdauer und die Betreuungsinhalte sind vergleichbar geblieben im Laufe der Entwicklung. Was sich verändert hat und an welchen Stellen sich Klärungsbedarf zeigt, soll im Folgenden kurz angerissen

---

1 www.fruehehilfen.de

werden: bei der Qualifikation und Vergütung von Familienhebammen sowie deren Verortung im Versorgungssystem.

Qualifikation

Dass die grundständige Ausbildung nicht ausreichend für die Tätigkeit der Familienhebamme qualifizieren kann, ist unbestritten (Schneider, 2006). Eine Spezialisierung auf die Betreuung von Risikofamilien muss demnach nach der Ausbildung und einer gewissen Anzahl von Berufsjahren erfolgen. Im Moment ist die Lage so, dass die Qualifikationen derjenigen, die als Familienhebamme arbeiten, eine Spannbreite von „learning by doing" bis hin zu einem zusätzlichen Hochschulstudium (z.b. der sozialen Arbeit) aufweisen (Schneider, 2007b).

Seit 2006 bietet der Berufsverband der Hebammen eine 20-tägige Fortbildungsreihe an, die familienhebammenrelevante Inhalte und Kompetenzen vermittelt. Längerfristiges berufspolitisches Ziel ist es, die Fortbildung zu einer Weiterbildung auszuweiten. Zum einen, damit mehr Zeit für die Qualifizierung zur Verfügung steht, zum anderen, um die Bezeichnung „Familienhebamme" den Absolventinnen der Weiterbildungslehrgänge vorzubehalten und sie so zu schützen. Zudem sollen Inhalte verbindlich und für Netzwerkpartner transparenter werden.

Doch nicht nur der Verband, auch unternehmerische Fortbildungseinrichtungen (siehe www.kreiselhh.de), Träger von Modellprojekten („Sicherer Start"[2]), Jugendämter oder Länderministerien (siehe www.vivafamilia.de) bieten Hebammenfortbildungen an. Gemeinsamer Nenner scheint zu sein, dass Hebammen im Hinblick auf die Einschätzung und den Umgang mit möglicher Kindeswohlgefährdung qualifiziert werden sollen. Die Interessen der Fortbildungsanbieter, der Umfang und die Inhalte des Angebots, die Kosten und der Nutzen (im Hinblick auf Beschäftigung und Vergütung) für die Hebammen variieren extrem.

Vergütung von Familienhebammenleistungen

Dass die Honorierung von Familienhebammen strittig ist, liegt daran, dass es sich um eine Gemengelage von sozialen und medizinischen Leistungen handelt. Die Krankenkassen lehnen eine Finanzierung über den üblichen Betreuungs-

---

2 http://www.essen.de/Deutsch/Rathaus/Aemter/Ordner_53/Dokumente/Gesundheitskonferenz/ FlyerSichererStart.pdf

zeitraum von acht Wochen hinaus ab, handelt es sich doch um Leistungen mit sozialem Charakter, die nicht in das Zuständigkeitsgebiet der Kassen fallen.

Zur Finanzierung über Träger der Jugendhilfe stellt das Gutachten des Deutschen Instituts für Jugendhilfe und Familienrecht, „Rechtliche Einordnung der Tätigkeit von Familienhebammen in das System der Sozialleistungen nach dem Sozialgesetzbuch", fest, dass der Aufbau eines regionalen, koordinierten Angebots durch Land, Krankenkassen und Jugend- und Gesundheitsämter möglich ist. Und weiterhin: „die Gesetze setzen hier bislang auf flexibel handhabbare gesetzliche Handlungsspielräume, deren Ausfüllung weitgehend den betreffenden Sozialleistungsträgern überlassen bleibt."

Folgende Finanzierungen werden zurzeit praktiziert durch/mittels:

● Hebammenvergütungsvereinbarung
  (für Leistungen bis zu acht Wochen post partum);
● Projektgelder, Stiftungsgelder, Bundes- oder Ländermittel;
  Gesundheitsämter;
● Träger der freien Wohlfahrtspflege;
● Jugendamt, Landkreise, Städte (Honorarbasis).

Dass es bei dieser unklaren Lage keine Einheitlichkeit geben kann, leuchtet ein. So variierten laut einer Umfrage von 2004 die Stundenlöhne für Familienhebammentätigkeiten zwischen 15 und 36 Euro (Schneider 2007, S. 432f.)

Verortung im Versorgungssystem

Da sich die Frauen mit sozialen Risikofaktoren in der Regel nicht von sich aus an eine Hebamme wenden, sind Familienhebammen auf die Vermittlung durch andere Dienstleister angewiesen und umgekehrt darauf, dass sie selbst an Kooperationspartner vermitteln können, wenn ihre Zuständigkeit endet.

Die Hebamme hat auf Grund ihrer Vertrauensposition in der Familie oftmals implizit die Rolle der Case-Managerin inne. Als solche übernimmt sie die Initiierung, Vermittlung und Koordination von weiteren Außenkontakten der Familie. Je nachdem, wie die Rahmen-bedingungen ihrer Tätigkeit sind, arbeitet sie im Team mit Sozialarbeiterinnen und Sozialarbeitern (Hannover) und/ oder Kinderkrankenschwestern (Bremen). Darüber hinaus ist die Familienhebamme mit zahlreichen Kooperationspartnern vernetzt.

Neben der Notwendigkeit zur interdisziplinären und sektorenübergreifenden Zusammenarbeit und deren Chancen bei der Betreuung können sich durch die Schnittstellenarbeit auch Probleme ergeben:

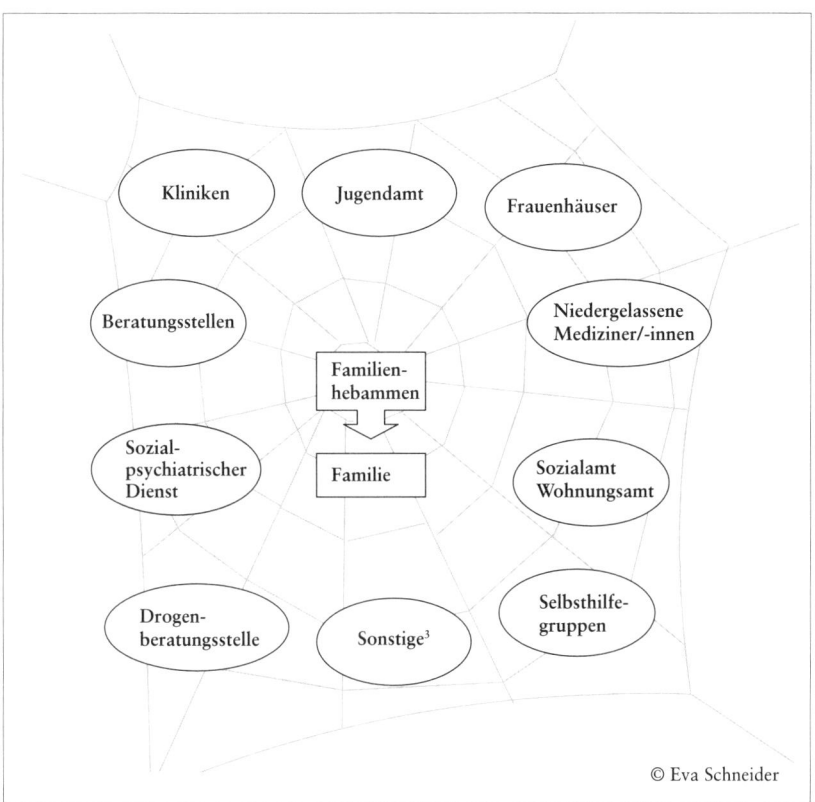

© Eva Schneider

● keine klare Trennung der Aufgabenbereiche beziehungsweise Zuständigkeiten oder Überschneidungen derselben (mit rechtlichen Fragestellungen, z.B.: Wer ist verantwortlich im „Schadens"fall?);

● keine Strukturen für die Zusammenarbeit von Gesundheitswesen und Jugendhilfe vorhanden (Umgang mit Schweigepflicht/Datenschutz);

● Informationsfluss fehlt (z.B. keine Übergabe vom stationären zum ambulanten Bereich);

● Qualifikation der (Familien-)Hebammen nicht bekannt beziehungsweise transparent für Netzwerkpartner.

---

3   Sonstige sind zum Beispiel Ausländeramt, Adoptionsvermittlung, Pflegedienststelle, regionale Angebote wie Stadtteilmütter (Berlin), Interventionsstellen gegen häusliche Gewalt (Mainz) und andere.

Wo geht es hin?

Zusammenfassend kann festgehalten werden, dass es in der nahen Zukunft um eine einheitliche Regelung der Qualifizierung zur Familienhebamme gehen muss, um die Finanzierung der Leistungen sowie um eine eindeutige Zuschreibung von Aufgaben (und Grenzen) im Versorgungssystem von Familien mit Risiken. Dies kann nur gelingen, wenn die politisch Verantwortlichen auf Bundes-, Länder- und kommunaler Ebene und die Leistungsträger hierbei ihre gemeinsame Verantwortung sehen und zusammen an einem aufeinander abgestimmten Angebot arbeiten.

Es bleibt die Forderung, dass auch auf dieser Ebene die Vernetzung gelingt und das Konzept „Familienhebamme" zu einem flächendeckenden und selbstverständlichen Angebot für Familien mit erhöhtem Unterstützungsbedarf wird.

Manfred Cierpka

Die Familienhebamme
im wissenschaftlichen Diskurs

Die Erfahrungen in den ersten Kindheitsjahren legen das Fundament für die emotionale, kognitive und soziale Entwicklung eines Menschen. Schwierigste Kindheitsbedingungen können diese Entwicklung in vielfältigster Weise einschränken. Viele Studien belegen mit gesicherten Ergebnissen, dass die Kindheitserfahrungen auf den Gesundheitsstatus, den Schulerfolg und die Lebensqualität tiefgreifende und lang andauernde Auswirkungen haben (Bender & Lösel, 2000; Egle & Cierpka, 2005). Obwohl die frühkindliche Zeit den größten Spielraum für positive aber eben auch negative Entwicklungen bereithält, werden Kind und Eltern in dieser Phase immer noch am wenigsten unterstützt.

Die Ergebnisse der wissenschaftlichen Studien zu den Langzeitfolgen von psychosozialen Belastungen sind inzwischen jedoch so eindrucksvoll, dass vorbeugende Maßnahmen zum Schutz der Kindheit geplant und umgesetzt werden. Wenn man den Problemen nicht hinterher laufen will, muss man in der Gesellschaft und in der Politik neue Wege gehen. Eine psychosozial orientierte Prävention muss versuchen, die Belastungen für Kinder und Familien von Anfang an so zu reduzieren, dass alle Kinder angemessene Entwicklungschancen für ihr Leben haben. Die aktuell diskutierten Präventionsmaßnahmen zielen auf frühe unterstützende Interventionen in der lebenskritischen Phase des Übergangs zur (erneuten) Elternschaft (Cierpka, 2005). Dies umfasst den Zeitraum der Schwangerschaft, die Geburt und postpartal das erste Lebensjahr. In dieser Zeit kann eine Hebamme nicht nur die Mutter betreuen, sie kann auch die Familie und das Kind unterstützen. Dabei wird zunehmend versucht, auch die Väter explizit in die Fördermaßnahmen mit einzubeziehen, da deren Wohlbefinden, Motivation und Engagement sich positiv für die Situation der Familie auswirken (z.B. Borke et al., 2005).

Unterstützung für risikobelastete Familien

Unabhängig vom sozioökonomischen Hintergrund bedürfen alle Familien der Unterstützung in der Zeit des Übergangs zur Elternschaft, um ein Optimum an Lebensqualität und Gesundheit für Mutter, Vater und Kind zu erhalten beziehungsweise zu erreichen. Die Gesundheitsfürsorge für sich selbst und für das Kind beginnt bei Eltern schon in der Schwangerschaft. Frauen, die sich inadäquat ernähren, rauchen, Alkohol oder Drogen konsumieren, die psychischem Stress im Zusammenhang mit Armut, Konflikten mit oder ohne Gewalt ausgesetzt sind, tragen ein höheres Risiko in der Schwangerschaft, während und nach der Geburt. Junge Mütter (Teenagerschwangerschaften), die diesen Risiken unterliegen, sind besonders gefährdet, wenn sie über keine guten sozialen Netzwerke verfügen. Häufig werden sie von den Vätern nicht unterstützt. Die Herkunftsfamilien der Jugendlichen springen ein.

Die Risiken bei den Müttern stehen im Zusammenhang mit einer Beeinträchtigung der Gesundheit und der adäquaten Entwicklungsmöglichkeiten des Kindes. Ein niedriges Geburtsgewicht beim Kind zum Beispiel bedeutet eine größere Wahrscheinlichkeit für ein späteres schlechteres Gesundheitsverhalten und auch eine schlechtere Gesundheit. Wenn eine Mutter in Beziehungen Misshandlungen und/oder Missbrauch ausgesetzt ist, wirkt sich das auch auf das Heranwachsen des Kindes aus. Frauen, die Gewalt erfahren und in ständiger Angst leben, tun sich schwerer, dem Kind ein sicheres Bindungsverhalten anzubieten, sie haben auch größere Schwierigkeiten beim Stillen. Eine altersgemäße Beschäftigung mit dem Kind und dessen Förderung bleiben dabei aus. Das Baby hat dann schlechtere Entwicklungsbedingungen und es wird wahrscheinlicher, dass sich bei ihm ebenfalls ein unsicheres Bindungsmuster herausbildet. Die Qualität der Eltern-Kind-Interaktion beeinflusst sämtliche Entwicklungsbereiche des Kindes. Wird ein Kind vernachlässigt, dann leidet nicht nur seine emotionale und eventuell körperliche, sondern auch seine kognitive Entwicklung.

Kinder und Jugendliche haben wie alle Menschen ein Recht auf freie Entfaltung ihrer Persönlichkeit sowie Leben und körperliche Unversehrtheit, dies formuliert das Grundgesetz in Artikel 2. Leider sind immer noch viele Familien in Deutschland nicht in der Lage, ihren Kindern eine angemessen gute Kindheit zu gewährleisten. Studien belegen, dass circa jedes fünfte Kind erheblichen psychosozialen Belastungen wie schwierigster sozialer Umgebung, schweren Erkrankungen in der Familie, psychisch kranken Eltern oder Verlustsituationen (Trennung, Tod) ausgesetzt ist. Nicht alle diese Kinder sind lebensüberdauernd gefährdet, weil Schutzfaktoren Risiken balancieren können. Der UNICEF-Report 2005 geht aber immerhin von einem Anteil von circa sieben bis zehn Prozent der gesamten Population von Neugeborenen aus, die in hoch belasteten Familien über längere Zeit leben werden. Es sind diese Kinder in psychosozial hoch belasteten Familien, die besondere Anforderungen an die Prävention stellen. In diesen familiären Beziehungen wiederholen sich häufig Strukturen der Gewalt und Vernachlässigung über mehrere Generationen. Konfliktträchtige Interaktionsmuster, instabile Beziehungen und häufige Beziehungsabbrüche sind anzutreffen (Cierpka et al., 2007).

Wie die Interdisziplinäre Arbeitsgemeinschaft Kindeswohl – Kindeswohlgefährdung (2002) feststellt, fehlen insbesondere Konzepte, die einen Zugang zu den so genannten Risikofamilien ermöglichen, um diese fördern zu können. Da sich Störungen beim Kind in dieser frühen Zeit durch mangelnde Fürsorge, Wertschätzung und Bindung der Bezugspersonen wegen der damit einhergehenden dysfunktionalen Anpassungsprozesse und Reifeverzögerungen rasch entwickeln können, potenziert die auftretende Eltern-Kind-Beziehungsstörung die Konfliktdynamik und den Belastungsgrad in den ohnehin vorbelasteten und meistens auch gefährdeten Partnerschaften. Durch relativ geringgradige Eltern-Kind-Störungen können sich in eskalierenden Beziehungs- und Lebenskrisen die so genannten Risikofamilien entwickeln oder bei schon vorher bestehenden Risikokonstellationen diese verschärfen. Die Konfrontation mit überfordernden Problemen auf ganz unterschiedlichen Ebenen (z.B. unglückliche Partnerschaft, Störung der Eltern-Kind-Beziehung, Arbeitslosigkeit und Armut) nimmt den Familien dann rasch die Initiative und Zuversicht, sich an eine Hilfe anbietende Institution zu wenden.

Risikokonstellationen müssen deshalb so früh wie möglich vor oder nach der Geburt des Kindes „entdeckt" werden, um den oben genannten Verlauf zu verhindern. Ziel muss sein, dass bestehende Hilfestellungen in der frühen Kindheit bei belasteten Familien ankommen, noch bevor es zu einer Gefährdung des Kindeswohls kommt.

Der Zugang zur Familie über die Hebamme

In der Zeit unmittelbar vor und nach der Geburt sind es die Hebammen, die Gynäkologinnen und Gynäkologen, das Team auf der Entbindungsstation und die Kinderärztinnen und Kinderärzte, die im Kontakt mit (werdenden) Eltern stehen und Risiken erkennen können. Aufgrund des engen Kontaktes haben diese Personen die Chance, eine Risikokonstellation in der Familie in einem frühen Stadium zu identifizieren und sie entsprechenden Hilfsmaßnahmen zuzuführen.

Bevor ein Kind geboren wird, zählen Hebammen zu den Berufsgruppen, die mit der Mutter und dem Ungeborenen in Kontakt kommen und einen Einblick in deren Lebensbedingungen erhalten. Hebammen haben nicht nur Mutter und Kind im Auge, sondern die gesamte Lebenssituation. Bei den ersten Vorsorgeuntersuchungen mit Schwangeren empfiehlt der Deutsche Hebammenverband, dass Hebammen in Erfahrung bringen sollen, ob spezielle Risiken für Mutter und Kind durch Drogen, Genussmittel oder Selbstmedikation bestehen. Eine sensible Wahrnehmung von Problemen, welche die Gesundheit und die Entwicklung eines Kindes beeinträchtigen können, bietet die Chance, die Familie frühzeitig zu unterstützen.

Eine entscheidende Problematik potenzieller Risikofamilien ergibt sich aus dem vorherrschenden Lebensgefühl von Resignation und Passivität. Oft haben sie jede Hoffnung auf Veränderung verloren und schützen sich vor äußeren Einflüssen und eigenen Scham- und Schuldgefühlen, indem sie sich zurückziehen und von der Umwelt isolieren. Frühzeitige Hilfsangebote werden daher schlecht angenommen. Das Aufsuchen von Hilfeeinrichtungen setzt das Empfinden voraus, dass dem Kind etwas fehlt – gerade daran mangelt es potenziell vernachlässigenden Eltern. Zudem werden Hilfeangebote schnell als Kontrolle und Bevormundung erlebt. Eltern befürchten, dass andere aufmerksam werden, Einfluss nehmen wollen oder gar eingreifend dafür sorgen, dass Kinder aus der Familie herausgenommen werden. Versuche, über Androhung von Sanktionen zur Annahme von Hilfe zu zwingen, laufen deshalb Gefahr, letztlich den Rückzug und die Isolation zu verschärfen.

Eine frühe Risikoidentifikation und Förderung der elterlichen Kompetenzen sind notwendig, da ansonsten empfohlene Hilfsmaßnahmen, wie zum Beispiel der Besuch beim Kinderarzt zur Vorsorgeuntersuchung oder das Aufsuchen einer Eltern-Säuglings-Beratung bei einem exzessiv schreienden Baby, von den Risikofamilien häufig nicht in Anspruch genommen werden. In solchen Fällen muss dann meist abgewartet werden, bis die Belastungen und die Gefährdung des Kindes so weit fortgeschritten sind, dass Maßnahmen der Kinder- und Jugendhilfe eingeleitet werden.

Die Hebammen sind nicht nur in der Lage, Risiken bei Kind und Eltern in ihrem häuslichen Umfeld zu erkennen, sondern können auch äußerst wichtige Motivationsarbeit leisten, indem sie Angst- und Schamgefühle vor der Inanspruchnahme vor weiteren Unterstützungsangeboten abschwächen. Da Hebammen häufig über eine sehr tragfähige Beziehung in der sensiblen Phase der Geburt und der Geburtsvor- und Nachbereitung zu den Schwangeren und ihren Partnern verfügen, sind sie als Mediatorinnen für die primäre Prävention in der frühen Kindheit von zentraler Bedeutung, auch wenn andere Expertinnen und Experten wie Gynäkologinnen und Gynäkologen, Kinderkrankenschwestern oder Pädiaterinnen und Pädiater als Helfer ebenfalls möglich wären. Durch die „Gehstruktur", das heißt dass die Hebammen die Familien in ihrem häuslichen Umfeld aufsuchen, ist die Schwelle, die es durch eigene Initiative der Familie zu überwinden gilt, minimal, so dass die Hebammen am ehesten zur zentralen Bezugs- und Unterstützungsperson für die Mütter werden können.

Da die Hebammen dabei Aufgaben wahrnehmen, die über die üblichen Leistungen ihrer Berufsgruppe hinausgehen, benötigen sie eine zusätzliche Ausbildung. Sie müssen lernen, noch bewusster etwa auf die Förderung des Selbsthilfepotenzials der Familien zu achten. Sie benötigen Gesprächstechniken, um mit schwierigen Beziehungsangeboten besser umgehen zu können. Sie müssen mehr als bisher auch das Kind und nicht nur die Eltern im Blick haben. Sie müssen darin ausgebildet werden, die Eltern für die Signale des Säuglings zu sensibilisieren. Da sie eher gewohnt sind, auf sich gestellt zu arbeiten, müssen sie sich außerdem Informationen über Zuständigkeiten und Wege der Vermittlung zu weiterführenden Diensten wie zum Beispiel dem Sozial- und Jugendamt aneignen.

Informationen über Fortbildungsangebote finden Sie auf der Seite des Hebammenverbandes: www.hebammenverband.de
oder direkt unter www.familienhebamme.de/Fortbildung.html

Claudia Wölfer

Beziehungsgestaltung im professionellen Kontext

Balance zwischen Nähe und Distanz – Hilfe zur Selbsthilfe

Die Rolle der Familienhebamme in der aufsuchenden Arbeit birgt eine besondere Herausforderung. Die Familienhebamme besucht die Familien in deren Wohnumgebung regelmäßig über einen langen Zeitraum. Dabei bekommt sie einerseits einen sehr persönlichen, unverstellten Einblick in den Alltag von Familien und in die Beziehungen der Familienmitglieder untereinander, ähnlich einem Verwandten oder einem Freund der Familie. Sie wird im Idealfall zur Vertrauten der Familienangehörigen, zur Helferin, zur Elternfigur, zur Beraterin und zur Moderatorin, und die Begegnungen sind oft mit starken Emotionen verbunden. Andererseits soll und muss die Familienhebamme professionelle Distanz halten, um sich nicht in die Familiendynamik zu verstricken, ihre Arbeit gut machen zu können und sich dabei selbst nicht zu überlasten. Diese Balance zwischen Nähe und Distanz zu halten ist eine ständige Aufgabe.

Da Familienhebammen zumeist nicht in Durchschnittsfamilien arbeiten, sondern in besonders bedürftigen, sozial schwachen, sind sie immer wieder mit besorgniserregenden und schockierenden Umständen konfrontiert. Sie erleben deutlich vernachlässigte Kinder, verwahrloste Wohnungen, sehen Spuren von Gewalt, werden gegebenenfalls sogar Zeugen von Gewalthandlungen oder ahnen Alkoholmissbrauch oder Drogenkonsum bei einzelnen Familienmitgliedern. Vielleicht entstehen Situationen, in denen sie sich selbst bedroht fühlen, zum Beispiel durch einen aggressiv auftretenden Vater, und vorübergehend nicht mehr arbeitsfähig sind, sondern sich zunächst schützen müssen, indem sie das Haus verlassen. Diese Erlebnisse können Angst, Ekel und Widerwillen auslösen, genauso aber auch den Impuls, jemanden retten zu wollen, insbesondere die Mutter oder die Kinder.

23

„Als ich den Kleinen weinend neben seiner besoffenen, nicht ansprechbaren Mutter hab sitzen sehen, hätte ich ihn am liebsten eingepackt und mit nach Hause genommen."[4]

Die Familienhebamme bleibt emotional nicht unberührt, und es gilt immer wieder in eine professionelle Haltung zu finden, die Hilfe und Unterstützung erlaubt, aber nicht die Übernahme der gesamten Verantwortung bedeutet.

Dabei stellt sich auch die Frage, ob die Familie neben der Familienhebamme weitere Hilfsinstitutionen in Anspruch nehmen sollte, wenn die Unterstützung dieser Helferin nicht ausreicht. Wenn eine vertrauensvolle Beziehung zu den Eltern besteht, kann die Familienhebamme solche Überlegungen mit den Eltern besprechen und ihnen den Weg bahnen, Kontakt zu einer entsprechenden Beratungsstelle, zu einem Kindertherapeuten, zum Arzt oder zum Beispiel zum Gesundheits- oder Jugendamt aufzunehmen. Ist das nicht der Fall und die Familienhebamme hat den begründeten Verdacht, dass das psychische oder körperliche Wohl eines Kindes in Gefahr ist, kann sie sich über ihre berufliche Schweigepflicht hinwegsetzen und diesen Verdacht dem Jugendamt melden.

Dieser Schritt ist manchmal notwendig, um selbst nicht mehr Verantwortung für eine Familie zu übernehmen, als in der Rolle der Familienhebamme tragbar ist. Denn die Unterstützung der Familien kann sehr fruchtbar sein im Sinne der Hilfe zur Selbsthilfe, der Nachreifung in sozialen Kompetenzen und der Vermittlung von Wissen über Erziehung und Versorgung von Kindern, aber sie hat auch ihre Wirkungsgrenzen. Diese Grenzen muss eine professionelle Helferin im Einzelfall erkennen und gegebenenfalls der Familie vermitteln. Ist die Familienhebamme unsicher in ihrer Einschätzung, kann eine Reflektion darüber mit Kolleginnen beziehungsweise in einer Supervisionsgruppe klärend sein.

Der Fokus der hier beschriebenen aufsuchenden Arbeit als Familienhebamme sollte stets auf der Förderung der Eltern-Kind-Beziehung und der Elternkompetenzen liegen. Wird die Familienhebamme zunehmend zum Ersatz für eine Paartherapeutin, eine Ärztin, eine Drogenberaterin oder Ähnliches, sollte sie alarmiert sein und die jeweiligen Familienmitglieder an entsprechende Institutionen verweisen. Sonst übernimmt sie mehr Verantwortung, als sie tragen kann, und überlastet sich selbst. Gegebenenfalls handelt sie sogar fahrlässig, wenn sie nicht durch ihren Grundberuf ausreichend qualifiziert ist, entsprechende Inhalte professionell aufzufangen.

---

4   Alle Zitate in diesem Kapitel stammen aus Gesprächen mit Eltern und Familienhebammen.

Ist erst einmal eine Vertrauensbeziehung zwischen Familie und Familienhebamme gewachsen, richten Familien oft große Erwartungen an die Helferin, übertragen ihr viel Verantwortung und lehnen weitere Unterstützung von anderen Seiten leicht ab.

> „Mir stand es jedes Mal bevor, diese Familie zu besuchen, da die Frau so bedürftig war. Sie hörte gar nicht auf zu reden, ließ mich kaum wieder gehen, wollte ständig meine Meinung zu allen Dingen hören. Unter zwei Stunden kam ich da nie raus. Und hinterher rauchte mir der Kopf. Zu einem Psychologen wollte sie aber nicht gehen."

Das kann so weit führen, dass einzelne Familienmitglieder die Familienhebamme als eine Art idealisierte Mutterfigur erleben, an die sie große Versorgungswünsche richten, und dabei selbst eher passiv werden. Es kann schmeichelhaft sein, so gebraucht und geschätzt zu werden. Auf Dauer aber überlastet es die Familienhebamme, und sie läuft Gefahr, ein Erschöpfungssyndrom zu entwickeln und dann selbst Hilfe zu brauchen.

Ein professioneller Umgang bedeutet hier, unangemessene Erwartungen bewusst zu enttäuschen, indem die Familienhebamme benennt, was sie anbieten kann und was nicht, sowie übermäßige Verantwortung zurückzuweisen. Ziel der Familienhebamme ist es neben der Wissensvermittlung, die Familie darin zu unterstützen, selbst aktiv zu werden, Entscheidungen zu treffen, erste Schritte zu tun und bei Bedarf weitere professionelle Hilfe hinzuzuziehen. Konkret kann das heißen, einer Familie nicht den Gang zum Arzt oder zum Amt abzunehmen, aber zum Beispiel das bevorstehende Gespräch vorzubereiten, Anliegen und Befürchtungen zu klären oder gegebenfalls eine Begleitung anzubieten. Hier gilt das Motto der Hilfe zur Selbsthilfe: soviel Unterstützung wie nötig, aber so wenig wie möglich, denn die Familie soll nach Ablauf der aufsuchenden Arbeit in der Lage sein, allein zurechtzukommen.

HILFREICHE FRAGEN ZUR SELBSTREFLEXION:

- Wie fühle ich mich der Familie gegenüber? Welche Rolle erwarten die einzelnen Familienmitglieder von mir? Welche Erwartungen habe ich selbst an mich?
- Habe ich eine ausreichende professionelle Distanz? Beschäftigt mich die Familie auch außerhalb der Arbeitszeit auffällig viel? Mache ich mir große Sorgen?
- Fühle ich mich überlastet, ausgebrannt?
- Müssen andere Hilfsinstitutionen hinzugezogen werden?

Die Entwicklung einer Vertrauensbeziehung als Arbeitsgrundlage

Neben einer Idealisierung kann die Familienhebamme in den Familien ebenso Ablehnung oder Entwertung erfahren. Beispielsweise versucht die Mutter das Bild aufrecht zu erhalten, dass sie alles selbst gut im Griff habe, oder der Vater stellt offen in Frage, warum eine Fremde ins Haus kommen und sich in die Privatangelegenheiten der Familie einmischen sollte. Manche Familien zeigen ihre Ablehnung auch dadurch, dass sie Termine immer wieder absagen oder zu Hause nicht anzutreffen sind. Hintergrund ist häufig, dass die Familien Angst vor Kontrolle und Bewertung durch die professionelle Helferin haben und letztlich vielleicht sogar befürchten, das Sorgerecht für ihre Kinder abgesprochen zu bekommen.

Die Familienhebamme begreift sich in der Regel als Helferin oder Beraterin der Familie. Die Familie kann das aber durchaus anders wahrnehmen: Überhaupt Hilfe zu brauchen, kann schon eine Kränkung bedeuten. So stehen die Eltern möglicherweise den Hilfsangeboten höchst ambivalent gegenüber. Sie spüren vielleicht, dass sie Unterstützung brauchen, wollen das aber nicht wahrhaben oder vor anderen nicht so bedürftig oder unfähig erscheinen und wehren dann die Hilfe wieder ab. Oder sie greifen Ratschläge auf und setzen sie nur halbherzig um. Manche Eltern können neue Ideen nur übernehmen, wenn sie sie als die eigenen ansehen dürfen.

Hier gilt es für die Familienhebamme, sehr geduldig eine Vertrauensbeziehung aufzubauen, indem sie respektvoll den Familienalltag kennen lernt, zu verstehen versucht, wie die Eltern selbst ihre Handlungen herleiten, welche Werte sie zu Grunde legen und welche Erfahrungen sie aus ihren Ursprungsfamilien mitbringen, und sich mit Bewertungen zurückhält. Erst wenn die Eltern sich grundsätzlich respektiert und geschätzt fühlen, können sie sich öffnen und Unsicherheiten oder Zweifel einräumen. Dann hat die aufsuchende Helferin die Möglichkeit, in kleinen Schritten Alternativen aufzuzeigen oder behutsam neues Wissen zu vermitteln.

Das bedeutet konkret, sich gerade mit denjenigen Familienmitgliedern besonders zu beschäftigen, von denen die Familienhebamme Ablehnung, Entwertung oder Skepsis spürt oder die sie selbst nicht gut respektieren kann oder nicht versteht. Wenn zum Beispiel der Vater sehr überheblich auf die Familienhebamme wirkt und eher unsympathisch, ist es gerade notwendig, mit ihm mehr in Kontakt zu kommen, das Gespräch zu suchen über Themen, die ihn interessieren könnten, oder ihn aktiv in die Versorgung des Kindes mit einzubeziehen. Vielleicht entsteht dann ein Gefühl dafür, dass dieser Vater sehr unsicher ist in seiner Vaterrolle, besonders viel Wertschätzung braucht und die Überheblichkeit nur ein Schutz ist. Ein solches Verständnis versetzt die Familienhebamme wiederum in die Lage, besser auf den Vater einzugehen, und dieser kann seine Abwehr vielleicht nach und nach aufgeben und Vertrauen fassen.

Eine weitere Variante ist, dass die Eltern kein ausgeprägtes Problembewusstsein haben. Auf Grund ihrer eigenen Lebenserfahrung fehlen ihnen vielleicht positive Rollenvorbilder sowie ausreichendes Wissen über die Entwicklung und Versorgung von Kindern. Auch hier ist es wichtig, neues Wissen behutsam einzuführen, ohne dass die Eltern sich durch ihr Defizit beschämt fühlen müssen. Oft ist es hilfreich, durch den eigenen Umgang mit den Kindern einfach ein neues Rollenvorbild zu bieten, ohne die Eltern direkt mit ihrem dysfunktionalen Verhalten zu konfrontieren. Oder die Familienhebamme regt zur Reflexion an, indem sie Fragen stellt und zu verstehen versucht, warum die Eltern so handeln wie sie handeln.

Eine große Herausforderung stellen Konflikte der Eltern untereinander oder zum Beispiel zwischen einem Eltern- und einem Großelternteil dar. Hier gilt es für die Familienhebamme, möglichst keine Partei zu ergreifen, da sonst die Arbeitsbeziehung zur gesamten Familie gefährdet ist. Manchmal laden Familienmitglieder zur Parteinahme ein, indem sie sich zum Beispiel direkt an die aufsuchende Helferin wenden mit der Bitte, die Inhalte vor den anderen Familienmitgliedern geheim zu halten. Dann muss diese gut abwägen, ob sie eine solche Parteinahme in Kauf nehmen und damit ihre Vertrauensbeziehungen zu den anderen Familienmitgliedern gefährden möchte. Es gibt wohl nur wenige inhaltliche Gründe, die das rechtfertigen, wie zum Beispiel den Verdacht auf Gewalt oder sexuellen Missbrauch.

Generell sollte die Familienhebamme versuchen, zu allen Familienmitgliedern eine gleichgewichtige Vertrauensbeziehung aufzubauen und aufrecht zu erhalten. Möglicherweise fällt dies nicht so leicht, da bei der regulären Hebammentätigkeit eher Mutter und Kind im Fokus stehen und weniger der Vater oder andere Familienmitglieder.

Manchmal ist in akuten Konfliktsituationen eine Moderation möglich, indem die Familienhebamme beide Positionen zu verstehen versucht und sie in eigene, konstruktive Worte fasst. Dabei muss sie sehr darauf achten, ob sie die Balance zwischen beiden Streitparteien halten kann. Eine solche „Übersetzung" in konstruktive Worte kann dazu führen, dass die beiden Konfliktparteien die jeweils andere Seite besser verstehen und eine gemeinsame Lösung finden. Geht der Konflikt aber über Alltägliches hinaus, ist es in der Regel sinnvoller, sich heraus zu halten oder eine entsprechende professionelle Beratung anzuraten. Zu bedenken ist auch, dass die Art und Weise, wie die Beteiligten miteinander streiten, für diese ganz normal sein kann, vielleicht sogar eine verbindende Funktion hat, da sie sich auf genau diese Weise oder durch das anschließende Versöhnungsritual immer wieder nahe kommen.

Parteilichkeit ist nur angesagt und dann auch gefordert, wenn es um die Belange von Kindern geht. Wenn die Familienhebamme das körperliche oder psychische Wohl eines Kindes ernsthaft als gefährdet einschätzt, muss sie das ansprechen, den Eltern dringend weitere Hilfen anraten beziehungsweise sie ans Jugendamt vermitteln oder notfalls auch gegen das Einverständnis der Eltern dort melden.

Da das Einbeziehen des Jugendamtes in vielen Familien mit der Angst vor Kontrolle und letztlich Inobhutnahme der Kinder verbunden ist, wird es leicht als Vertrauensbruch der Helferin erlebt. Deshalb ist es wichtig, im Gespräch deutlich zu machen, dass es auch das Ziel des Jugendamtes ist, die Eltern darin zu unterstützen, ihre Kinder selbst gut zu versorgen. Die Inobhutnahme steht an letzter Stelle der möglichen Maßnahmen und muss zudem nicht dauerhaft sein. Um dies gut vermitteln und gegebenenfalls einen Kontakt zum Jugendamt anbahnen zu können, ist es hilfreich, sich im Vorfeld genau nach den verschiedenen Unterstützungsangeboten des regional zuständigen Jugendamtes zu erkundigen.

HILFREICHE FRAGEN ZUR SELBSTREFLEXION:

● Kann ich die einzelnen Familienmitglieder in ihrem Verhalten und Denken verstehen und respektieren? Bei wem fällt mir das am schwersten?

● Von wem fühle ich mich eher geschätzt? Von wem fühle ich mich eher abgelehnt oder entwertet?

● Gibt es etablierte elterliche Konflikte, die sich auch auf die Beratungsbeziehung auswirken?

● Bekommt das Baby genügend Aufmerksamkeit von den Eltern und von mir?

Anliegen- und Auftragsklärung als Kernstück der Arbeit

Erst wenn eine ausreichend gute Vertrauensbeziehung zwischen Familienhebamme und Familie entstanden ist und sich jeder so, wie er im Moment ist, akzeptiert und verstanden fühlt, kann die Familienhebamme aktiver werden in ihren konkreten Unterstützungs- und Beratungsangeboten. Denn alle Interventionen zielen auf Veränderungen in der Familie ab und können damit potenziell als kränkend erlebt werden. Um dieses Erleben so gering wie möglich zu halten und zudem nicht mehr Verantwortung als nötig für die Familie zu übernehmen, ist eine genaue Anliegen- und Auftragsklärung hilfreich.

Das bedeutet, die Familienhebamme macht sich bei jedem Besuch kundig, welche Themen die Eltern gerade beschäftigen und was sie selbst gern verändern würden. Mit Blick auf die Ressourcen erfragt die Familienhebamme, was die einzelnen Familienmitglieder selbst beitragen können und wo noch weitere Hilfe nötig ist. Daran schließt sich die Frage an, was die Familienhebamme aus Sicht der Eltern zur Zielerreichung beitragen könnte. Sie selbst muss dann prüfen, ob sie den an sie gerichteten Auftrag annehmen möchte und kann oder modifizieren muss.

Dabei ergibt sich immer wieder die Situation, dass Eltern gar nicht so genau formulieren können, welches Anliegen sie gerade haben und was sie sich von der Familienhebamme als Hilfestellung wünschen, sondern einfach in der aktuellen Situation stecken und damit völlig beschäftigt sind. Dann gilt es, sie darin zu unterstützen, ein Anliegen in Worte zu fassen.

Möglicherweise braucht die mit dem schreienden Baby gerade überforderte Mutter zunächst ganz konkret Entlastung, indem die Familienhebamme ihr ihren Eindruck schildert, was das Kind jetzt brauchen könnte, um sich zu beruhigen, oder indem sie selbst das Kind vorübergehend nimmt und es beruhigt. Hinterher kann sich aus einer solchen Situation ein Gespräch über die Überforderungsgefühle der Mutter entwickeln oder über die Interpretation kindlicher Signale, aus dem wiederum ein Auftrag abgeleitet werden kann, zum Beispiel die Bitte, die Familienhebamme solle der Mutter zeigen, woran sie frühzeitiger merken kann, dass ihr Kind gerade müde ist[5].

---

5   Siehe dazu auch „Das Baby verstehen – Praxismanual für die aufsuchende Arbeit"

KONKRETES VORGEHEN BEI DER ARBEIT MIT DER FAMILIE:

Anliegen entwickeln: Was liegt heute an? Was beschäftigt Sie gerade am meisten?
Um eine Situation zu schildern, die gerade belastend ist, braucht es etwas Zeit, die Beschreibung sollte jedoch nicht ausufernd sein. Am Ende sollte ein Handlungsbereich eingegrenzt werden können, wie zum Beispiel das nächtliche Durchschlafen des Babys. Allein die Möglichkeit zu berichten, was bedrückt, wirkt oft schon entlastend, und das laute Aussprechen trägt zum Ordnen der Gedanken bei. Alternativ greift die Familienhebamme die sich aktuell anbietende Situation einfühlend auf, schildert ihren Eindruck und hilft dadurch den Eltern, ein Anliegen zu entwickeln.

Anliegen klären: Habe ich Sie richtig verstanden?
Fassen Sie zusammen, was Sie verstanden haben und fragen Sie bei Unklarheiten nach. In diesem Schritt können sich einzelne Fragen eventuell schon klären oder verständlicher formuliert werden. Auch das Sich-verständlich-Machen kann ein Lerneffekt für die Mutter/den Vater sein.

Ziel formulieren: Was soll erreicht/verändert werden?
Unterstützen Sie die Eltern dabei, ein Ziel zu formulieren, und sammeln Sie gemeinsam Ideen, was für die Zielerreichung getan werden kann. Lassen Sie den Eltern genug Raum, eigene Ideen zu entwickeln und stellen Sie Ihre eigenen Vorschläge zur Diskussion. Helfen Sie beim Abwägen unterschiedlicher Ansätze.

Umsetzung planen:
Wer kann was dafür tun? Was ist dabei der Auftrag an die Familienhebamme?
Ist eine Entscheidung gefallen, planen Sie gemeinsam die konkrete Umsetzung. Auch hier gilt wieder, dass die Ideen der Eltern im Vordergrund stehen. Versuchen Sie, eventuell auftretende Angst- oder Schamgefühle, wenn es um die Inanspruchnahme von Hilfsangeboten geht, aufzugreifen und zu bearbeiten. Versuchen Sie herauszufinden, wie viel Hilfe die Eltern tatsächlich brauchen. Bieten Sie zum Beispiel Begleitung an, übernehmen Sie aber möglichst keine Aufgaben für die Eltern. Dies bringt zwar kurzfristig eine Erleichterung, trägt aber auch zu einem Gefühl der Unfähigkeit und Minderwertigkeit bei. Die Erfahrung, selbst etwas zu schaffen, stärkt das Kompetenzgefühl und die Zufriedenheit mit sich selbst.
Umgekehrt prüfen Sie, ob Sie den jeweiligen Auftrag der Eltern wirklich annehmen wollen und können und sich damit nicht überlastet fühlen. Gegebenenfalls formulieren Sie, was Sie realistischerweise anbieten können.

Rückmeldung: Hat die Umsetzung geklappt?
Greifen Sie das Thema beim nächsten Besuch wieder auf und fragen Sie nach, ob die Umsetzung gelungen ist. Würdigen Sie die Initiativen der Eltern und das (bisher) Erreichte nachdrücklich, und klären Sie dann, welche Schwierigkeiten es vielleicht gegeben hat, was noch bedacht werden muss etc.

FALLBEISPIEL ZUR ANLIEGENKLÄRUNG:

Frau S., allein erziehende Mutter eines vierjährigen Sohnes und einer sechs Monate alten Tochter, begrüßt die Familienhebamme mit den Worten: „Gut, dass Sie kommen, ich bin heute noch nicht dazu gekommen, mich zu duschen. Ich fühle mich total unwohl – können Sie kurz auf die Kleine aufpassen?" Nach wenigen Minuten kehrt die Mutter aus dem Badezimmer zurück, nimmt das Kind, das ruhig und aufmerksam bäuchlings auf der Spieldecke lag und einen Stoffball betrachtete, auf, setzt sich auf die Couch und beginnt, das Kind auf ihrem Knie reiten zu lassen.

Sie sagt: „Das war jetzt mal gut, ich fühle mich schon besser. Ich habe kein Auge zugemacht heute Nacht, dauernd war was. Irgendwann habe ich alle beide in mein Bett gelegt, dann war wenigstens mal ein bisschen Ruhe, jetzt tut mir der Nacken weh, weil ich mich dann nur noch an der Bettkante festklammern konnte. Morgens wollte K. dann nicht aufstehen, es war ein Kampf, ihn zu wecken und für den Kindergarten fertig zu machen. Auf dem Weg zum Kindergarten habe ich mit dem Kinderwagen ein Auto verkratzt – der hatte aber auch scheiße geparkt! Ich bin dann schnell weg, weil ich keine Lust auf noch mehr Ärger hab. Außerdem: Jemand, der ein Auto hat, hat bestimmt mehr Geld als ich. Und im Kindergarten wollte die Erzieherin gleich einen Gesprächstermin mit mir ausmachen, ich bin mal gespannt, was die wieder hat. Gegessen habe ich heute auch noch nichts Richtiges, ich wüsste auch gar nicht, wann ich einkaufen sollte."

Die Mutter redet zunehmend lauter, ihre Bewegungen sind hektisch; die kleine M., die mit dem Rücken zur Mutter auf deren Knie thront, verzieht schon seit einiger Zeit das Gesicht, überstreckt sich und rudert mit den Ärmchen, worauf die Mutter mit vermehrter Bewegung ihres Beines reagiert. M. fängt an zu schreien, die Mutter dreht sie zu sich, bietet mehr Körperkontakt an, indem sie M. auf dem Arm hält. Sie schaukelt das Kind mit gleich bleibender Stärke ihrer Bewegungen weiter und spricht das Kind an: „Was ist denn los? Was gefällt dir denn schon wieder nicht? Was hab ich denn schon wieder falsch gemacht? Bin ich froh, wenn du sprechen kannst. Ewig muss ich raten, was du willst ..."

In diesem kleinen Ausschnitt wird eine sich aus verschiedenen Quellen speisende Belastung der Mutter deutlich (allein erziehend, finanzielle Einschränkungen, fehlende Unterstützung aus dem sozialen Umfeld). Die Mutter nimmt in vielen kleinen Alltagssequenzen Belastungen wahr. Es gelingt ihr, die täglichen Anforderungen zu meistern, dabei verzichtet sie aber zum Beispiel auf die ausreichende Befriedigung von Grundbedürfnissen wie Schlaf und Essen. Sie scheint leicht irritierbar zu sein, wirkt gereizt und fahrig in ihren Bewegungen. Sie registriert Signale des Unwohlseins des Kindes spät und reagiert darauf in einer Mischung aus beruhigendem und zugewandtem Verhalten sowie Vorwürfen. Dagegen nimmt sie den ruhigen und zufriedenen Zustand des Kindes auf der Decke kaum wahr. Sie unterbricht diese Situation und überträgt die eigene Spannung auf den Säugling.

Das Aufgreifen dieser Beobachtungen im Kontakt durch eine Rückmeldung, wie

> „Sie haben ganz schön viel zu tun: Sie übernehmen Verantwortung für Ihre Kinder und den Haushalt. Toll, wie Sie das alleine hinkriegen. Wann haben Sie mal Zeit für sich?"

kann einen Einstieg in das Thema „Selbstfürsorge" bieten. Auch wenn die Mutter das Thema nicht selbst benennt, liegt es nahe und kann zusammengefasst und auf diese Weise als mögliches aktuelles Anliegen ins Gespräch gebracht werden.

Die Gestaltung der Ablösung am Ende der Zusammenarbeit

Gelingt es, in der Arbeit mit den Eltern ihre Ressourcen wahrzunehmen, ihnen möglichst viel Verantwortung und Initiative zu überlassen und nur da Hilfestellung zu geben, wo es wirklich nötig ist, werden die Eltern ermutigt, ihre Kompetenzen zu erweitern und Neues auszuprobieren. Sie entwickeln ein positiveres Selbstbild in ihren Rollen als Mutter und Vater, trauen sich mehr zu und können sich zugleich ohne große Scham Hilfe holen, wenn es nötig sein sollte. Eine solche Entwicklung erleichtert die Ablösung am Ende der aufsuchenden Arbeit, da die Familien zwar von der Unterstützung der Familienhebamme profitiert haben, aber nicht abhängig und unmündig geworden sind, sondern in ihrer Selbständigkeit gestärkt wurden.

Umgekehrt kann sich eine Familienhebamme leichter von einer Familie verabschieden, wenn sie den Eindruck hat, ausreichend Wissen vermittelt und gut darin geholfen zu haben, anstehende Aufgaben nun selbst bewältigen zu können. Dennoch kann es die Familienhebamme wie auch die Familienmitglieder durchaus traurig oder auch besorgt stimmen, eine so intensive Begleitung über längere Zeit zu beenden. Daher sollte dieses Ende vorbereitet und besprochen sein.

Zum einen ist es wichtig, mit den Eltern gemeinsam noch einmal zu würdigen, was sie im Beratungszeitraum erreicht und sich erarbeitet haben und auf welche Ressourcen und Kompetenzen sie auch in der Zukunft zurückgreifen können. Das stärkt das Selbstvertrauen der Eltern. Zum anderen sollte die Familienhebamme nachfragen, mit welchem Gefühl die Eltern dem Abschied entgegensehen, was noch offen ist, welches Thema noch nicht bearbeitet oder gut gelöst ist und welche Wege die Familie sieht, damit in Zukunft umzugehen.

Möglicherweise muss auch ein „Notfallplan" erarbeitet werden und bereit liegen für Situationen, in denen sich die Mutter oder der Vater überfordert fühlen. Darin sollte enthalten sein, an wen sich die Eltern im Notfall wenden können, wenn sie selbst nicht mehr weiter wissen.

Und schließlich ist es ein Ausdruck von Respekt, sich als Familienhebamme für das entgegengebrachte Vertrauen der Eltern zu bedanken, das eine fruchtbare Zusammenarbeit ermöglicht hat.

HILFREICHE FRAGEN ZUR SELBSTREFLEXION:

- Kann ich die Familie gut gehen lassen? Wenn nicht, warum nicht?
- Traue ich den Eltern zu, anstehende Aufgaben zu bewältigen? Wenn nicht, warum nicht?

VORBEREITUNG DES ABSCHIEDS:

- Was haben wir zusammen erreicht? Auf welche Ressourcen und Kompetenzen können die Eltern in Zukunft zurückgreifen?
- Was ist noch offen/ungelöst? Benötigt die Familie noch weitere Unterstützung durch Institutionen?
- Wie könnte ein Notfallplan aussehen?
- Dank für das entgegengebrachte Vertrauen

Daniel Nakhla

Gesprächstechniken – Elemente systemisch-lösungsorientierten Arbeitens

5

Im Kontakt mit Familien kann es passieren, dass die Distanz zu den Problemen und Sorgen der Familien vorübergehend verloren geht und die Resignation oder der Ärger der Familien nur allzu gut nachvollziehbar sind. Einerseits schafft diese Form des Einfühlens Nähe und Verbundenheit, andererseits verhindert sie aber, den Überblick zu behalten und neue Perspektiven und Alternativen zu entwickeln.

Die nachfolgenden Gesprächstechniken sollen dabei helfen, die notwendige Distanz zu wahren, Sachverhalte besser zu verstehen und Lösungsansätze gemeinsam zu entwickeln.

Fragen

Indem Hinweise als Fragen formuliert werden, können sie von den Familien oft leichter angenommen werden. Dadurch werden eine neugierige und wertschätzende Haltung vermittelt und zugleich Denk- und Suchprozesse beim Anderen angeregt.

Es hat sich bewährt, offene Fragen zu stellen, damit diese nicht nur mit ja oder nein beantwortet werden. Zum Beispiel, statt zu fragen: „Hat sich seit unserem letzten Besuch etwas verändert?", besser fragen, was sich verändert hat.

Copingfragen

Coping bedeutet Bewältigung und bezieht sich auf die Bewältigung von Schwierigkeiten aller Art. Die Bewältigungsformen können hinsichtlich ihrer Tauglichkeit bewertet werden. So ist Gewalt ein Mittel, um innere Spannungen abzubauen oder dem Gefühl von Ohnmacht oder Kränkung zu begegnen. Man könnte also auch hier von einer Coping-Strategie sprechen. Jedoch sind die Nebenwirkungen sowohl für die Umwelt als auch für einen selbst so erheblich, dass eine Änderung der Coping-Strategie im Interesse aller Beteiligten wäre. Um bereits (ansatzweise) bestehende gute Bewältigungsformen zu erfragen, bieten sich zum Beispiel folgende Fragen an:

- „Was haben Sie früher, als Ihr Baby noch nicht geboren war, getan, um sich zu erholen, wenn Sie sehr erschöpft waren?"
- „Wenn das Schreien beziehungsweise. das Schlafproblem noch einige Zeit bestehen bliebe, was können Sie dann tun, um die Situation zu bewältigen? Wer kann Sie dabei unterstützen?"
- „Wer oder was war dabei hilfreich?" (Ziegenhain et al., S. 158)

Positive Bewältigungsformen werden auch als Ressourcen bezeichnet. Die Wahrnehmung und Wertschätzung dieser Verhaltensweisen bestärkt die Familien in ihrem Tun und vermittelt ihnen das Gefühl, selbstständig und kompetent mit Schwierigkeiten umgehen zu können.

> Wenn man viel mit Problemen und Defiziten bei einem Besuch beschäftigt war, hilft es, sich zu fragen:
> Abgesehen von den jetzigen Problemen, was läuft im Moment gut beziehungsweise lief früher gut?

Ressourcen können zum Beispiel eine abgeschlossene Ausbildung, ein liebevoller Umgang mit dem Kind, die Fähigkeit, den Haushalt zu organisieren und vieles mehr sein.

Ausnahmefragen

Diese sollen einer Problemfixierung entgegenwirken, bei der alles unter dem Blickwinkel des Problems interpretiert wird, zum Beispiel „Gibt es Situationen, in denen Ihr Kind leichter einschläft oder weniger schreit?" Dazu ergänzend: „Was tun Sie dann anderes? / Was ist dann anders?"

Eigenschaften verflüssigen und Generalisierungen hinterfragen

Die Zuordnung von Eigenschaften zu Personen ist eine alltägliche Form der Vereinfachung, die Orientierung und Sicherheit schafft. Die generelle Zuschreibung insbesondere negativer Eigenschaften führt aber zu einer problematischen Einengung der Wahrnehmung. Eigenschaften werden dann einer Person zugeordnet, statt sie als Folge eines Prozesses oder als Aspekt der gegenseitigen Beziehung zu sehen.

Hilfreich ist es dann, konkrete Beispiele zu erfragen und den Beziehungsaspekt mit hineinzubringen. Zum Beispiel: „Mein Mann ist faul." – „Woran merken Sie das? Können Sie mal von einer Situation berichten, in der Sie das Gefühl hatten, Ihr Mann sei faul?"

Auf diese Weise wird klar, was vorher generell als „faul" bezeichnet wurde. Möglicherweise wird im Verlauf des Gesprächs auch deutlich, dass der Mann an anderen Stellen hilfreich ist, was rückgemeldet werden sollte, um eine differenziertere Wahrnehmung zu fördern.

Erfragen von Wünschen für die Zukunft und die eigene Vergangenheit

Das Erfragen von Wünschen und Fantasien eröffnet oft kreative Spielräume, besonders wenn Verzweiflung angesichts der Realität besteht. In Bezug auf die Vergangenheit herrscht manchmal Verbitterung vor.

Eltern mit belasteten Biografien erinnern sich zum Beispiel an eigene Enttäuschungen, an schwierige soziale und materielle Bedingungen oder an ein wenig verständnisvolles Umfeld, das nicht durchgehend gut auf die Bedürfnisse der Kinder eingehen konnte. Diese Erinnerungen und Gefühle tauchen insbesondere dann auf, wenn die Eltern versuchen, es bei ihrem Kind besser zu machen. Um nicht zu sehr in den Sog einer lähmenden Vergangenheit hineingezogen zu werden, kann man zum Beispiel fragen: „Was hätte Ihnen als Kind gut getan, was hätten Sie gern von Ihren Eltern gehört/bekommen?" (Ziegenhain et al., 2004)

Umdeutungen von Verhalten und Situationen

Man kann davon ausgehen, dass es bei negativ bewerteten Situationen auch Positives gibt, ebenso wie eine Medaille zwei Seiten hat. Die Benennung der positiven Seite schafft emotionale Distanz zu den Belastungen und hilft, weitere Aspekte jenseits des Problems wahrzunehmen.

Häufig ist nicht nur eine Situation an sich problematisch, sondern auch deren Interpretation und Bewertung. Um Alternativen zu negativen Bewertungen von kindlichem Verhalten soll es in der folgenden Übersicht gehen.

Beispiele für Umdeutungen von kindlichem Verhalten:

	negativ	ressourcenorientiert
Schreien	Sie versucht, mich zu erpressen.	Sie zeigt, wenn sie etwas braucht.
Daumennuckeln	Er macht seine Zähne kaputt.	Er kann sich selbst trösten.
Trennungsprotest	Sie ist so verwöhnt.	Sie sind wichtig für sie.
Unordnung Machen	Er ist ein nerviges Kind.	Er ist neugierig und interessiert.

(nach Ziegenhain et al., 2004, S. 165)

Vorsicht: Der zu häufige Gebrauch dieser Technik kann dazu führen, dass die Eltern sich nicht verstanden fühlen. Wichtig ist auch, die altersentsprechenden Fähigkeiten eines Kindes zu kennen und eine angenommene Intention des Kindes wie zum Beispiel „mein Kind will/macht ..." zu korrigieren durch „es kann nicht anders".

ÜBERBLICK ÜBER GESPRÄCHSTECHNIKEN UND ELEMENTE SYSTEMISCH-LÖSUNGSORIENTIERTEN ARBEITENS:

● *Fragen:*
Fragen allgemein
zum Beispiel Vorschläge als Fragen formulieren
Copingfragen
Wie wird mit einem speziellen Problem umgegangen?
Ausnahmefragen
Wann oder warum ist manchmal etwas anders, zum Beispiel eine belastende Situation mit dem Kind?
Erfragen von Wünschen
Was wünschen die Eltern ihrem Kind oder hätten sie sich für sich selbst gewünscht?

● *Generalisierungen und Eigenschaftszuschreibungen hinterfragen:*
Was genau ist mit dem Gesagten gemeint? Ist eine (belastende) Eigenschaft wirklich immer vorhanden?

● *Umdeutung:*
Hier werden zum Beispiel Bewertungen zurückgenommen oder sogar umgedreht, so dass etwas zuvor als negativ Erlebtes plötzlich positiv erscheint.

Claudia Wölfer

Die Geburt eines Kindes als existenzielle Erfahrung

6

Die Geburt eines Kindes ist eine tief greifende, existenzielle Erfahrung für alle Beteiligten, besonders aber für die Eltern und das Kind. Schon vor dem Geburtstermin gibt es viele Erwartungen, Hoffnungen, Unsicherheiten, Befürchtungen und Ängste, die mit diesem Ereignis verbunden sind. Einerseits ist es ein natürlicher Prozess, andererseits ist der Geburtsverlauf jedoch nicht vorhersehbar und trotz aller Vorbereitung für Erstgebärende auch nicht vorstellbar. Umgekehrt verblassen die genauen Erinnerungen an eine Geburt schnell oder werden im Nachhinein verzerrt, so dass oft der schöne Moment, in dem die Eltern das Kind zum ersten Mal halten, in der Erinnerung im Vordergrund steht und die Stunden der Wehen und Schmerzen zu einer diffusen Phase davor zusammenschrumpfen.

Das Erleben der Frau unter der Geburt

Menschen erleben Schmerzen unterschiedlich stark und bedrängend. Auch Wehenschmerzen können einige Frauen leichter ertragen als andere. Generell erleben viele Frauen unter der Geburt zum ersten Mal, dermaßen nahe an ihre Schmerzgrenze zu kommen. Bei einigen bleiben die Zuversicht, die Herausforderung bewältigen zu können, und hinterher der Stolz, es geschafft zu haben. Viele aber sind schockiert von der Heftigkeit der Schmerzen, haben Angst überfordert zu sein und fühlen sich ausgeliefert, denn es gibt keinen Ausweg.

> „Irgendwann wollte ich nur noch nach Hause, nach dem Motto: Macht ohne mich weiter, ich halt das nicht aus! – Aber das ging ja nicht. Ich hätte gerne das Bewusstsein verloren."[6]

---

6 Alle Zitate in diesem Kapitel stammen aus Gesprächen mit Eltern und Familienhebammen.

Als besonders belastend schildern Frauen, wenn es Komplikationen gab, Aufregung im Behandlungsteam spürbar wurde, die Frauen aber oft selbst nicht einschätzen konnten, wie gefährlich die Situation für das Kind und sie selbst war. Sie erlebten sich nicht mehr als aktiv Bewältigende der Situation, sondern überrollt, voller Angst, hilflos und ohnmächtig. Vielleicht musste auch kurzfristig die Entscheidung für einen Notkaiserschnitt getroffen werden.

> „Die Hebammen und Ärzte sprachen gar nicht mehr mit mir, schrieen mich nur noch an, ich solle atmen. Dann rissen sie mit der Zange das Kind aus mir heraus."

Ein solches Erleben von Angst, Kontrollverlust und vermeintlichem Versagen belastet und beschämt viele Frauen auch nach einer letztlich erfolgreichen Geburt oft noch längere Zeit. Sie mussten sich von ihrem Ideal einer sanften natürlichen Geburt verabschieden. Sie sind erschüttert von der Erfahrung, sich so ausgeliefert und ohnmächtig zu fühlen, stellen sich vielleicht als Mutter in Frage, weil sie nicht so gebären konnten, wie sie es sich vorgestellt hatten. Manchmal wird die Bindung zum Kind dadurch erschwert.

> „Ich hab lange gedacht, ich hab versagt, weil der Arzt mein Baby mit der Zange geholt hat. Ich hab es nicht selbst geschafft, es auf die Welt zu bringen, bin schon an der allerersten Aufgabe als Mutter gescheitert. Wenn ich mein Baby angesehen habe, kamen mir immer gleich die Tränen."

Das Erleben des Mannes während der Geburt

Auch die Männer sind oft erschüttert von dem Schmerz, den ihre Partnerinnen erleben, und der eigenen Hilflosigkeit in der Situation. Besonders bedrängend wird das Ohnmachtsgefühl, wenn zudem Komplikationen auftreten und akute Gefahr für Mutter und/oder Kind besteht. Manche Männer ertragen es nicht, im Kreißsaal zu bleiben, was hinterher zu Beschämung und Schuldgefühlen führen kann, gegebenenfalls auch zu heimlichen oder ausgesprochenen Schuldvorwürfen der Frauen, weil sie sich im Stich gelassen gefühlt haben.

> „Ich hab meine Frau noch nie so schreien hören, und sie hat gar nicht mehr auf mich reagiert. Ich konnte einfach nichts tun. Das war furchtbar."

Umgekehrt kann es für den Mann ein wichtiger Schritt auf dem Weg sein, sich als aktiver Vater zu erleben, wenn er die Frau unter der Geburt unterstützen kann, indem er ihr während der Wehenveratmung den Rücken massiert, mitatmet, sie anfeuert, ihr Getränke reicht, ihr mit Waschlappen das Gesicht kühlt etc. Zudem kann es die Paarbeziehung sehr stärken, wenn der Geburtsprozess von beiden Partnern als gemeinsam bewältigte Herausforderung erlebt wird.

Die ersten Augenblicke mit dem Kind

Wenn das Kind letztlich gesund zur Welt kommt, weichen Angst, Schmerz und Anspannung zumeist der Freude und der Erleichterung. Die Mütter erleben in der Regel eine gesteigerte Wahrnehmungsfähigkeit, so dass sich der Augenblick, wenn sie ihr Kind zum ersten Mal im Arm halten, tief einprägt. Auch die Kinder sind meist sehr aufmerksam in diesem Moment, und Eltern und Kind blicken sich intensiv an. Im Normalfall entsteht hier beim so genannten Bonding eine emotionale Verbindung zwischen Eltern und Kind, die zur Grundlage der Eltern-Kind-Bindung wird.

Ist das direkt nach der Geburt nicht möglich, weil die Mutter zum Beispiel noch narkotisiert ist, das Kind notärztlich versorgt werden muss oder der Vater bei der Geburt nicht anwesend sein konnte, lässt sich dieses intensive Kennenlernen und emotionale Annehmen später nachholen.

Die ersten Tage und Wochen nach der Geburt

In den Tagen und Wochen nach der Geburt können belastende Gefühle in Form von Schuldvorwürfen und Selbstzweifeln wieder auftauchen und das Befinden der Eltern wie auch die Beziehung zum Kind beeinträchtigen. Je nach Ausmaß kann ein verständnisvolles Gespräch mit der Hebamme über das Geburtserleben zur Bewältigung ausreichen oder ein bewusstes Nachholen des Bondingmomentes. Unter Umständen ist aber auch eine ärztliche und/oder psychologische Nachbetreuung der Eltern ratsam, wenn die Geburt von der Frau oder dem Mann als sehr belastend oder traumatisch erlebt wurde. Dies gilt insbesondere auch für Fälle, in denen das Kind unter der Geburt tatsächlich geschädigt wurde wie zum Beispiel durch Sauerstoffmangel.

Bei etwa der Hälfte der Frauen tritt in den Tagen nach der Geburt ein Stimmungstief auf, Babyblues oder Heultage genannt. Der Babyblues ist verbunden mit Erschöpfung und schnell wechselnden Stimmungslagen zwischen Glücklichsein, Niedergeschlagenheit und Reizbarkeit, oft begleitet von vielen Tränen. In der Regel reguliert sich diese Verstimmung innerhalb weniger Tage oder Wochen von selbst wieder.

„Ich bin drei Tage lang beim geringsten Anlass in Tränen ausgebrochen und danach war der Spuk wieder vorbei."

Davon abzugrenzen sind behandlungsbedürftige Erkrankungen wie die Postpartale Depression, auch Wochenbettdepression genannt, die Postpartale Psychose, die Posttraumatische Belastungsstörung oder schwere Angst- oder Zwangssymptomatiken wie sie im Kapitel 16 „Psychische Erkrankungen in der Schwangerschaft und im ersten Jahr mit dem Kind" ausführlich beschrieben werden.

Totgeburten, Frühgeburten und die Geburt kranker oder behinderter Kinder

Zu den am stärksten belastenden Erlebnissen in Verbindung mit Schwangerschaft und Geburt gehören Totgeburten, Frühgeburten und die Geburt kranker oder behinderter Kinder. Solche Ereignisse lösen bei den Eltern häufig eine Akute Belastungsreaktion aus mit einem ersten Gefühl des Schocks und des inneren Betäubtseins und dem darauf folgenden Einsetzen von Trauer. Nicht selten aber fühlen sich die Eltern mitverantwortlich, schuldig oder ungerecht bestraft und können das Erlebte kaum emotional bewältigen. Dann kann eine depressive Erkrankung die Folge sein im Sinne einer Reaktiven Depression, die behandlungsbedürftig ist.

Aber selbst ohne diese Erschwernis sollte betroffenen Eltern nach einem dieser belastenden Ereignisse eine psychologische Betreuung angeboten werden, um die individuelle Verarbeitung sowie die Bewältigung als Paar zu unterstützen. Unverarbeitete Schuldgefühle wie auch Schuldvorwürfe dem Partner gegenüber behindern die Trauer und belasten das gesamte Familiengefüge.

Ob eine Mutter nach der Entbindung eine leichte depressive Verstimmung oder eine tiefer greifende postpartale Störung entwickelt, hängt von vielen Faktoren ab und ist nicht vorhersagbar. Neben dem subjektiven Geburtserleben und den starken Hormonveränderungen erscheint der soziale Rückhalt in der Partnerschaft und der Familie oder durch Freunde besonders bedeutsam. Frauen, die sich gut unterstützt und eingebunden fühlen, bewältigen die körperlichen und emotionalen Herausforderungen nach der Entbindung häufig besser. Zugleich stellen existenzielle Geldsorgen, heftige Konflikte mit nahen Bezugspersonen, gravierende Erkrankungen von Familienmitgliedern, Gewalt in der Familie, Überforderungsgefühle bei der Versorgung weiterer (Klein-)Kinder sowie erlebte Traumata in der Vergangenheit und Ähnliches weitere Belastungsfaktoren dar, welche die Wahrscheinlichkeit für das Auftreten einer postpartalen Erkrankung erhöhen.

WIE KANN DIE FAMILIENHEBAMME IN DER ERSTEN ZEIT NACH DER GEBURT UNTERSTÜTZEN?

6

- Beiden Eltern Gespräche über ihr Geburtserleben anbieten;
- gegebenenfalls den Austausch der Partner über ihr jeweiliges Geburtserleben anregen;
- aufmerksam sein für Verstimmungen der Mutter, die über den Babyblues hinausgehen;
- gegebenenfalls weiter verweisen an einen Arzt oder Psychologen zur Therapie.

Claudia Wölfer

Die Geburt einer Familie – psychologische Aspekte der Familiengründung

Wann immer ein Kind geboren wird, organisiert sich das bestehende Familiengefüge neu. Die Mutter ist in der Regel sehr gefordert von der Versorgung des Neugeborenen, fühlt sich vielleicht auch überfordert, allen Familienmitgliedern weiterhin gerecht werden zu können. Die Geschwisterkinder müssen ihren Platz neu finden, suchen in dieser Phase möglicherweise verstärkt die Zuwendung von anderen verfügbaren Bezugspersonen wie dem Vater, Erziehern oder Großeltern und wechseln ihre Position vom „Nesthäkchen" zur „großen Schwester" oder zum „großen Bruder". Die Zeit für die Eltern als Paar wird (wieder) sehr reduziert. Bei aller Freude über das neue Familienmitglied ist das eine große Herausforderung für alle Beteiligten, die viel Kraft kostet.

Eine noch grundlegendere Umstellung kommt auf ein Paar zu, das das erste Kind erwartet, unabhängig davon, ob die Schwangerschaft lang ersehnt oder ungeplant war. Das Paarsystem wird durch eine dritte Person erweitert, auf die sich viel Liebe und Fürsorge konzentrieren. Mann und Frau werden zu Eltern, erweitern ihre Identität mit dem Aspekt Mutter beziehungsweise Vater zu werden. Mit diesen Rollen sind bewusste und auch unbewusste Ängste sowie Erwartungen und Ideale verknüpft, an sich selbst und an den Partner/die Partnerin. Häufig sind diese Vorstellungen nicht ausgesprochen und erst recht nicht reflektiert. Erst im Alltag wird erlebbar, wie sich jeder in seiner neuen Rolle und mit dem Anderen als Partner und Elternteil zurechtfindet.

Veränderungen für die Frau

Für Frauen bedeutet der Übergang zur Mutterschaft eine große körperliche und psychische wie auch eine soziale Veränderung in fast allen Lebensbereichen.

Körperliche Veränderungen

Körperlich fühlen sich viele Frauen nach der Geburt zunächst unwohl und unattraktiv: Der Bauch ist leer, aber nicht weg. Viele Frauen leiden darunter, ihr Ausgangsgewicht nach der Geburt lange nicht wiederzuerreichen, und auch die Ausgangsfigur stellt sich nur begrenzt wieder ein. Vielleicht sind Schwangerschaftsstreifen geblieben oder Krampfadern, durch die sich Frauen entstellt fühlen. Auch nach der Geburt gibt es noch immer Schmerzen, zum Beispiel durch den abheilenden Dammschnitt oder -riss, die Operationsnarbe, durch Nachwehen, Milchstau oder Rückenbeschwerden. Und wenn eine Frau stillt, ist ihr Körper noch lange darauf eingestellt, ein Kind zu versorgen, und „gehört" ihr nicht allein.

In den ersten Monaten ist die Erschöpfung durch den Schlafmangel groß, und möglicherweise hat sich die sexuelle Lust verringert. Manche Frauen nehmen sich als so unattraktiv wahr, dass sie sich vor ihrem Partner schämen, vielleicht fürchten, dass er sich einer anderen Frau zuwendet. Andere Frauen fühlen sich wiederum so verletzt und wund von der Geburt, dass sie das Bedürfnis haben sich zu schützen und eine sexuelle Annäherung des Partners abweisen.

> „Ich möchte mich einfach nur wieder normal und wohl fühlen in meinem Körper, keine Schmerzen mehr haben, keine Einschränkungen. Mein Körper soll wieder mir gehören!"[7]

Positiv erleben die meisten Frauen die intensive körperliche Nähe zum Kind – auch das kann ein Grund sein, weniger körperliche Nähe zum Partner zu suchen. Sie lieben den Geruch und die seidige Haut ihres Kindes, die Verbundenheit, zum Beispiel beim Stillen. Dabei können Frauen sehr in ihrer Rolle als Mutter aufgehen, sind stolz darauf, ein Kind ausgetragen und geboren zu haben und es ernähren und versorgen zu können. Die Identifikation mit dieser Rolle kann so weit gehen, dass einige Mütter sich nur schwer zum Abstillen entschließen können, weil sie damit die Verbindung zum Kind lockern müssen. Umgekehrt erleben sich manche Frauen als körperlich unzulänglich oder versagend, wenn sie ihr Kind nicht auf natürlichem Wege gebären konnten oder später nicht stillen können.

> „Mein Kind kam gesund zur Welt, aber ich fühlte mich nur als halbwertige Mutter, da es ja per Kaiserschnitt geholt wurde. Und dann konnte ich nicht einmal stillen, das hat mir den Rest gegeben."

---

7 Alle Zitate in diesem Kapitel stammen aus Gesprächen mit Eltern und Familienhebammen.

Psychische Veränderungen

Welche Erwartungen und Ideale Mütter an ihre Rolle haben, wird ihnen oft erst klar, wenn sie etwas nicht problemlos umsetzen können. Diese innere Auseinandersetzung gehört zur psychischen Entwicklung zur Mutter: Was für eine Mutter bin ich oder möchte ich sein? Was ist für mich eine „gute Mutter"? Wie lässt sich das Muttersein mit meinen übrigen Persönlichkeitsanteilen verbinden?

Viele Frauen hinterfragen in dieser Zeit besonders ihre Beziehung zur eigenen Mutter, erinnern sich zurück an ihre Kindheitserfahrungen oder suchen das Gespräch mit ihrer Mutter, sofern das möglich ist. Wenn sie sich mit Haltungen der eigenen Mutter identifizieren können, führt das in der Regel zu innerer Sicherheit und in der Beziehung zur eigenen Mutter oft zu großer Verbundenheit und Wertschätzung. Aber ebenso kann es sein, dass die jungen Mütter aufgrund belastender Kindheitserfahrungen das Bedürfnis haben, sich besonders deutlich abzugrenzen und anders sein zu wollen als die eigene Mutter. Schwierig daran ist, nicht auf ein positives Modell zurückgreifen zu können, sondern selbst eines entwickeln zu müssen.

Parallel zu Vorstellungen über die eigene neue Rolle entwickeln Frauen auch mehr oder weniger bewusste Erwartungen daran, wie ihr Partner als Partner und Vater in der neuen Familiensituation sein sollte. Auch diese Erwartungen kommen oft erst zur Sprache zwischen den jungen Eltern, wenn sie nicht erfüllt werden und sich die junge Mutter zum Beispiel in der Versorgung des Kindes allein gelassen fühlt.

Soziale Veränderungen

Neben der Frage, wie die Mutterrolle gestaltet und als ein Teil der Persönlichkeit angenommen wird, stellt sich eine weitere, nämlich wie die bisherigen Lebensbereiche fortgeführt werden können: wie die Frau Partnerin, Freundin, Tochter, ausgebildete Arbeitnehmerin etc. bleiben kann. Die sozialen Veränderungen im Leben junger Mütter sind gravierend. Bestehende Beziehungen wie insbesondere die zum werdenden Vater und zu den Großeltern gestalten sich um, und zugleich gehen mit der Familiengründung häufig Beziehungsabbrüche wie auch -neuanfänge einher.

Die meisten Frauen ziehen sich zumindest zeitweise aus dem Berufsleben zurück, wenn sie zuvor gearbeitet haben. Das kann entlastend sein, aber auch einschneidend. In jedem Fall treten zuvor tägliche berufliche Kontakte sehr in

7

den Hintergrund oder brechen ganz ab. Viele Frauen vermissen auf Dauer die Wertschätzung, die sie im beruflichen Bereich erfahren haben, die vielfältigen geistig-intellektuellen Anforderungen und auch den sichtbaren Erfolg nach einer abgeschlossenen Aufgabe. Die Leistungen als Mutter erscheinen zum Teil banal und selbstverständlich oder sind schwer greifbar und werden im Erleben vieler Mütter oft nur indirekt belohnt, zum Beispiel durch die Freude am Kind.

Mit dem Rückzug aus dem Berufsleben kann Angst aufkommen, den beruflichen Anschluss zu verlieren und nach der Elternzeit nicht mehr gut Fuß zu fassen. Wenn eine Frau sich entscheidet, frühzeitig wieder in den Beruf einzusteigen, muss sie sich oft mit kritischen Fragen anderer und eigenen inneren Zweifeln auseinandersetzen, ob sie ihr Kind gut genug versorgt. Umgekehrt kann der Rückzug ins Familienleben auch ein Weg sein, (uneingestandene) Versagensängste im Beruf nicht erleben zu müssen.

Beziehungen zu Freunden oder Paaren ohne Kinder verändern sich, da das neue zentrale Lebensthema der jungen Familie nicht geteilt wird. Während dessen intensivieren sich häufig Beziehungen zu anderen Familien, oder neue Kontakte entstehen durch Mutter-Kind-Kreise, Krabbelgruppen und Ähnliches, in denen der Austausch über die aktuellen Fragen zur Kinderversorgung und -erziehung oft als unterstützend erlebt wird. Diese große Veränderung kann sowohl Krise als auch Chance sein, da sich die junge Mutter sozial neu einbinden muss.

Die Beziehungen zu den eigenen Eltern und Schwiegereltern verändern sich, wenn diese zu Großeltern werden. Das kann eine gute Erneuerung für die jeweilige Verbindung sein, zu gegenseitigem Respekt führen und konkret psychische sowie faktische Entlastung im Alltag für die junge Familie bedeuten. Das Interesse der Großeltern am Enkel kann aber auch als unerwünschte Nähe und Vereinnahmung erlebt werden, wenn sich die ältere Generation zum Beispiel ungebeten in Erziehungsfragen einmischt. Zudem können alte Verletzungen aus der eigenen Kindheit wieder in Erinnerung kommen, wenn die jungen Eltern ihre eigenen Eltern mit ihrem Kind erleben.

„Meine Mutter hielt meine zwei Wochen alte Tochter völlig lieblos im Arm und war sofort unwirsch, wenn sie weinte. Da kamen ganz alte, traurige Gefühle bei mir hoch, aber diesmal auch Wut! Ich hätte ihr das Kind am liebsten sofort weggenommen."

Veränderung in der Partnerschaft

Am größten ist die Veränderung in der Beziehung zum Partner. Für die Pflege der Partnerschaft selbst bleibt zunächst wenig Zeit und Kraft. Auch Zeit für persönliche Hobbys oder auch nur zur Entspannung ist rar. Darüber tragen in den ersten Wochen meist die Faszination an der neuen Lebenssituation hinweg, der Stolz eine Familie gegründet zu haben, die Glückwünsche von allen Seiten. Erst mit der Zeit wird vielen jungen Eltern klar, dass sich das Leben grundlegend und dauerhaft geändert hat und sie aus der Generation der Umsorgten in die der Versorgenden gewechselt sind.

> „Die Erschöpfung setzte erst nach zwei oder drei Wochen ein. Plötzlich wurde mir klar, dass es kein Ausnahmezustand ist, den ich mit einem Kraftakt bald überstanden hätte, sondern dass ich die nächsten Jahre rund um die Uhr Mutter sein werde."

Häufig finden sich Frauen und Männer in sehr traditionellen Rollenaufteilungen wieder, auch wenn sie zuvor auf Gleichberechtigung Wert gelegt haben: Die Mutter versorgt das Kind zu Hause und verrichtet einen Großteil der Hausarbeit, während der Vater für die finanzielle Grundlage sorgt und viel außer Haus ist. Hauptansprechpartner für die Mutter sind andere Mütter, die der Vater oft nicht einmal kennt, während seine Kontakte auf den beruflichen Bereich konzentriert sind.

Wenn sich die gemeinsame Lebenswelt auf längere Zeit kaum noch überschneidet und es nur wenig Austausch gibt, entstehen leicht Entfremdungsgefühle: Sowohl die junge Mutter als auch der junge Vater fühlen sich nicht vom jeweils anderen in ihrer Welt verstanden und für ihre Leistung geschätzt. Keiner kann sich mehr so richtig gut in die Rolle des anderen hineinversetzen und sie entsprechend würdigen. Kommen dann noch inhaltliche Konflikte, zum Beispiel über Erziehungsstile oder Geld, hinzu, entlädt sich oft die angestaute Enttäuschung in Streit.

Veränderungen für den Mann

Für den Mann führt die klassische Aufteilung, in der er der Versorger und Ernährer der Familie ist, oft zu einer nicht unbedingt gewollten Distanz zum Kind. Rein zeitlich ist er weniger präsent als die Mutter, so dass sie sich in der Regel schneller in der Fürsorgerolle zurechtfindet und leicht zur „Expertin" für das Kind wird.

49

„Entweder sie hat mich kritisiert: Die Milch ist zu heiß, die Strumpfhose ist falsch rum, wie kannst du nur das Mützchen vergessen ... oder ich kam mir vor wie ein dummer Handlanger. Da hab ich ihr die Versorgung lieber komplett überlassen."

Zudem identifiziert sich die Mutter meist vollständiger mit der neuen Elternrolle, da diese für sie zur Alltag füllenden Aufgabe wird, während der Mann seinen Beruf in der Regel behält. Das Verbleiben in den bestehenden beruflichen Zusammenhängen bietet dem Mann Halt in der neuen Lebenssituation. Zugleich kann aber das Bewusstsein, jetzt für die finanzielle Absicherung einer kleinen Familie verantwortlich zu sein, eine hohe Belastung bedeuten. Besonders schwer haben es arbeitslose Väter, die einerseits der traditionellen Aufgabe, die Familie zu versorgen, nicht nachkommen können und andererseits sehr unsicher sind im Umgang mit dem Kind.

Auch wenn beide Eltern zu Hause sind, stellt sich leicht die klassische Aufteilung ein, dass die Frau an erster Stelle für die Kinder zuständig ist. Männer der jetzigen Generation haben selten geeignete männliche Vorbilder in der Betreuung von Säuglingen und Kleinkindern erlebt, um sich daran zu orientieren, geschweige denn ähnliche eigene Vorerfahrungen wie viele Frauen, zum Beispiel als Kindermädchen. So erleben sich viele Väter trotz des vielleicht durchaus vorhandenen Wunsches, ein aktiver Vater zu sein, als unsicher und sind schnell entmutigt.

Zudem führt die enge Mutter-Kind-Verbindung bei Vätern leicht zum Gefühl, ausgegrenzt zu sein. Es ist nicht nur schwierig, sich als Vater einzubringen, sondern auch als Mann. In der Regel verringern sich der intensive Kontakt und der Austausch mit der Frau sowie die körperliche Nähe. Ihre Zuwendung gilt jetzt in erster Linie dem Kind.

„Sie hat den ganzen Tag das Kind auf dem Arm, und wenn sie es mal nicht hat, will sie ihre Ruhe. – Es geht mir nicht nur um Sex, sondern auch um die kleinen Aufmerksamkeiten im Alltag: ein Kuss, eine Berührung im Vorbeigehen, die Frage, wie es mir eigentlich geht, wie es auf der Arbeit so läuft. – Manchmal denke ich, es dreht sich alles nur noch ums Kind."

Nicht selten können sich Männer ihre Bedürfnisse und auch eifersüchtige Gefühle dem Kind gegenüber nur schwer zugestehen, geschweige denn, sie der Partnerin gegenüber aussprechen. Aus dieser unbefriedigenden Situation resultiert leicht ein verstärkter Rückzug des Mannes aus dem Familienleben. Der Mann steht dann sowohl als Partner als auch als Vater weniger zur Verfügung. Die Frau fühlt sich wiederum allein gelassen, es kommt zu häufigerem

Streit oder enttäuschtem Rückzug, und es steigt die Gefahr, dass sich die Partner zunehmend von einander distanzieren und entfremden. Jeder lebt mehr und mehr in seiner eigenen Alltagswelt mit Beruf beziehungsweise Kind und fühlt sich darin vom Partner nicht ausreichend gesehen und gewürdigt, geschweige denn unterstützt. Zugleich sind beide Partner oft zu erschöpft, um auf den anderen einzugehen.

Aus den beschriebenen Veränderungen für ein Paar durch die Familiengründung wird deutlich, wie groß die Herausforderung für beide Partner in dieser Zeit ist, mit der neuen Lebenssituation zurecht zu kommen, die eigene Identität zu erweitern und die Beziehung zum Partner umzugestalten. Hilfreich sind Gespräche zwischen den Partnern über ihr Erleben, ihre Erwartungen, Wünsche und Enttäuschungen. Aber nicht jedes Paar ist gewohnt, sich über solche Inhalte auszutauschen. Hier kann eine Familienhebamme eine wichtige Moderationsfunktion übernehmen und Gespräche anregen.

WIE KANN DIE FAMILIENHEBAMME DEN ÜBERGANG ZUR ELTERNSCHAFT UNTERSTÜTZEN?

- Gespräche über Erwartungen und Ängste an die Elternschaft anbieten;
- Austausch zwischen den Partnern über gegenseitige Wünsche anregen;
- mit der Frau über das Erleben der körperlichen Veränderungen sprechen;
- den Vater bewusst in die Versorgung des Kindes einbeziehen;
- das Paar ermutigen, sich Zeit zu zweit zu gönnen;
- mit den Eltern überlegen, wie sie unterstützende Kontakte knüpfen können.

Hortense Demant

Entwicklung im ersten Lebensjahr

Entwicklung lässt sich als Prozess des Lernens und Reifens beschreiben, der sich in einzelnen Entwicklungsbereichen unterschiedlich gestaltet. Im Folgenden werden die Bereiche der motorischen Entwicklung, der Sinneswahrnehmung, der sprachlichen, emotionalen und sozialen Entwicklung beschrieben.

Motorische Entwicklung

Grobmotorische Entwicklung

Die grobmotorische Entwicklung unterliegt verschiedensten Entwicklungsprinzipien (nach Stemme und von Eickstedt, 1998). Als grundlegendes Prinzip kann hier das Aufrichten gegen die Schwerkraft genannt werden. Mit der Geburt ist das Neugeborene mit diesem Naturgesetz konfrontiert und jede Entwicklungsstufe kann als weiterer Schritt im Umgang mit und der Überwindung der Erdanziehungskraft gesehen werden.

Beispiel:
Das Anheben des Kopfes in Bauch- und Rückenlage ist eine erfolgreiche Überwindung dieser Kraft. Auch das Anheben der Beine in Rückenlage und das Spiel mit den eigenen Zehen (zeigt sich zwischen dem fünften und achten Monat) ist erst durch ein Aufrichten gegen die Schwerkraft möglich.

Als vorrangige Entwicklungsrichtungen gelten: Reifung und Entwicklung verlaufen von oben nach unten (d.h. vom Kopf zu den Füßen) und von der Mitte nach außen (d.h. vom Rumpf zu den Gliedmaßen). Es sei jedoch an dieser Stelle darauf hingewiesen, dass jede neugelernte Fähigkeit in der Peripherie auch wieder Grundlage für die nächste Stufe der Entwicklung im Zentrum des Körpers ist.

Beispiel „von oben nach unten":
In der Rückenlage entdeckt das Baby zunächst seine Hände, später die angezogenen Knie und letztendlich ergreift es seine Füße.

Beispiel „von der Mitte nach außen":
Zu Beginn lernt das Baby seine Körpermitte zu stabilisieren, bevor es seine Arme und Beine koordiniert zu bewegen lernt.

Aus diesen beiden prinzipiellen Entwicklungsrichtungen ergibt sich das dritte Entwicklungsprinzip: Symmetrische und asymmetrische Haltungs- und Bewegungsphasen wechseln sich ab. Dieses Entwicklungsprinzip lässt sich durch den Grundsatz „Stabilität führt zu mehr Flexibilität. Und mehr Flexibilität bedeutet mehr Stabilität" beschreiben.

Beispiel „Vierfüßlerstand":
Zunächst gelingt dem Säugling das Hochstemmen in diese Haltung. Das Ausbalancieren dieses Standes beinhaltet ein Vor- und Rückschaukeln des gesamten Körpers. Erst wenn der Stand sicher ist, kann das Baby Arme und Beine von der Unterlage lösen und erste „Schritte" versuchen.

Beispiel „Greifentwicklung":
Zunächst greift das Baby beidhändig, später einhändig (siehe unten).

Beispiel „Stehen/Gehen":
In der aufrechten Haltung zeigt sich immer erst der Stand, zum Beispiel an Gegenständen. Verfügt das Kind über genügend Stabilität, wird es erste Schritte wagen.

Die Entwicklung der Grobmotorik im ersten Jahr verläuft in folgenden Einzelschritten: Zu Beginn stehen die Reflexe und das Neugeborene „liegt" zunächst nur. In der Rückenlage gilt es als erstes, eine stabile, symmetrische Lage zu erreichen. Die Arme sind bereits frei beweglich, die Beine können noch nicht angehoben werden. Ist Stabilität erreicht, beginnt das Kind, Kopf und Arme „koordiniert" bewegen zu können. In der Bauchlage sind Arme und Beine zunächst ganz unter den Körper gezogen. Langsam strecken sich die Beine und die Arme können gebeugt unter der Schulter gehalten werden. Das Kind liegt auf den Unterarmen und hält ungefähr im Alter von fünf bis neun Wochen den Kopf für kurze Zeit leicht von der Unterlage ab (30–45 Grad).

Gegen Ende des ersten Lebenshalbjahres erreichen die meisten Kinder eine große Bewegungsfreiheit in Rücken- und Bauchlage. Sie können sich bereits auf die Hände hoch stützen und drehen sich in Rückenlage von einer Seite zur anderen. Oftmals gelingt auch das Hintereinanderschalten von Drehungen in Rücken- und Bauchlage und die Babys rollen entlang der Längsachse durch den Raum. Das Drehen um die eigene Achse in Bauchlage (Kreisrutschen) zeigt sich meist wenig später. Auch das Anheben des Kopfes in Rückenlage gelingt um den sechsten Lebensmonat.

Die Entwicklung der Fortbewegung beginnt in aller Regel durch das Robben in Rückenlage, wobei die Technik individuell sehr unterschiedlich ist (z.B. synchron bewegte Arme mit Hochstützen und nach vorne Fallenlassen mit und ohne aktive Zuhilfenahme der Beine; abwechselndes Vorziehen auf den

Unterarmen mit und ohne gegengleiche Bewegungen mit den Beinen). Danach gelingt es den Babys, sich in den Vierfüßlerstand hoch zu stemmen und später geschieht dann das zunächst noch unkoordinierte Krabbeln. Das koordinierte Krabbeln (gegengleicher Arm und Bein bewegen sich gemeinsam vorwärts) zeigt sich normalerweise bis Ende des ersten Lebensjahres.

Der zweite Bereich der Fortbewegung ist der freie Gang. Spätestens wenn sich das Baby selbstständig an Gegenständen zum Stehen hochziehen kann, ist dieser Prozess für Erwachsene „offensichtlich" (erfolgt meist im zweiten Lebenshalbjahr). Nach dieser Stufe macht das Kind seitlich gerichtete Schritte an Gegenständen, später auch an glatten Wänden. Der freie Stand entwickelt sich oft aus diesen Stehversuchen an Gegenständen. Die ersten freien Schritte zeigen 58 Prozent der Kinder mit 13 Monaten; zwischen dem elften und 17. Monat ist dieser wichtige Meilenstein der Entwicklung bei 95 Prozent der Kinder erreicht.

Das Sitzen entwickelt sich meist als „Zufallsprodukt" zu den unterschiedlichsten Zeiten. Zum Beispiel plumpsen Babys bei ihren ersten Stehversuchen einfach auf den Po und erleben diese praktische Position (das freie Hantieren mit Gegenständen ist hier gut möglich) erstmals unabhängig von anderen Personen. Manche Babys schieben sich beim Vierfüßlerstand „zu weit" nach hinten oder entdecken das Sitzen zum Beispiel bei neugierigen Greifversuchen über Kopf in hoch abgestützter Seitenlage.

Entwicklung der Feinmotorik

Zu Beginn der Entwicklung stehen der Greifreflex (ausgelöst durch Berührung der Handinnenseite) und die Hand-öffnen-Reaktion (ausgelöst durch Berührung des Handrückens). Zwischen dem vierten und zwölften Monat entwickelt sich eine Reihe von Greiffunktionen in immer gleicher Reihenfolge. Daran wird deutlich, dass das Greifen einen biologischen Reifungsprozess darstellt, welcher nicht beigebracht werden muss, allerdings angeregt werden sollte.

Während das Neugeborene meist die Hände geschlossen hält, sind sie am Ende des dritten Monats in entspannter Haltung oft geöffnet. Das Baby kann nun seine Hände in den Mund führen und daran saugen (Hand-Mund-Koordination). Es betastet seine Hände und betrachtet sie eingehend. Diese Erkundungen dienen als Vorbereitung zum Greifen; es ist also nicht sinnvoll, diese Aktionen zu unterbinden. Hält man einen Gegenstand (leichte und längliche Gegenstände) in das Gesichtsfeld des wachen, zufriedenen Neugeborenen, strampelt es heftig mit Armen und Beinen als Ausdruck seiner Bemühungen, das Gesehene zu „begreifen". Zum Ende des ersten Vierteljahres gelingt es dem Säugling, seine Ganzkörperbewegung zu kontrollieren, und er beginnt gezielt, seine Arme in Richtung Gegenstand zu bewegen.

Die ersten Greifversuche gelingen dem vier bis sechs Monate alten Säugling mit beiden Händen, die er unter der Führung der Augen zum Gegenstand bringt (Hand-Auge-Koordination). Meist lässt sich bereits beobachten, dass dabei eine Hand eine führende und die andere eine eher stützende Funktion einnimmt. In dieser Phase spricht man vom palmaren Greifen, da das Baby den Gegenstand mit der Handinnenfläche ergreift. Alle Finger der Hände machen die Beugebewegung mit. Zu Beginn erfasst das Kind den Gegenstand mit der Kleinfinger-, später mit der Daumenseite.

Bis Ende des achten Lebensmonates ergreift der Säugling kleinere Gegenstände nun sicher mit einer Hand, während die andere Hand die Greifbewegung nur noch sehr abgeschwächt mitmacht oder als Hilfshand dient. Das anfängliche palmare Greifen geht immer mehr in eine Greifbewegung von Daumen und Zeigefinger über. Dieser so genannte Scherengriff wird von den meisten Kindern im achten und neunten Lebensmonat vollständig erreicht.

Gelingt das einhändige Greifen sicher, können Gegenstände von einer Hand in die andere gewechselt werden. Dies beinhaltet einen wesentlichen Entwicklungsschritt: Das Öffnen und Schließen der Hände gelingt nun unabhängig voneinander.

Im neunten bis elften Lebensmonat perfektioniert sich die Greifentwicklung weiter zum Pinzettengriff. Dem Säugling ist es nun möglich, selbst kleinste Gegenstände zu ergreifen (Brotkrümel, Fusseln), was er auch mit Hingabe tut. Er beschäftigt sich in dieser Zeit meist sehr intensiv mit einem einzelnen Detail an einem Gegenstand (z.B. Augen einer Puppe, Knopflöchern und Knöpfen an Hemden). Zum Greifen benutzt er jetzt nur noch die Fingerkuppen von Daumen und Zeigefinger.

> Das Erfassen von Gegenständen lernt der Säugling im ersten Lebensjahr vollständig. Das Loslassen bereitet jedoch auch am Ende der ersten zwölf Lebensmonate noch große Mühe.

Meist wirkt es auf Erwachsene wie ein achtloses Wegwerfen eines Gegenstandes und wird teilweise als aggressive Verhaltensweise missverstanden. Das gezielte Weglegen von Gegenständen setzt aber Wissen über die Schwerkraft, die richtige Einschätzung von Entfernungen und der eigenen Kraft und die Koordination dieser Größen voraus. Wirklich verlässlich gelingt dies erst im Laufe des zweiten Lebensjahres und wird in diesem Lebensabschnitt eine wesentliche Aufgabe der feinmotorischen Entwicklung sein.

Entwicklung der Sinneswahrnehmung
(Riechen, Schmecken, Hautsinn, Hören, Sehen)

Zum Zeitpunkt der Geburt sind die Sinne des Riechens, Schmeckens, Fühlens (Hautsinn) und Hörens bereits gut ausgebildet. Zum Beispiel lässt sich zeigen, dass bereits Neugeborene den Geruch ihrer eigenen Mutter anderen stillenden Müttern vorziehen. Auch Geschmäcker werden bereits unterschieden, wobei es eine deutliche Präferenz für Süßes gibt.

Schon im Mutterleib reagieren Föten ab der 24. Schwangerschaftswoche auf Töne und Geräusche, die sie hören. Als Neugeborene zeigen sie eine Vorliebe für komplexere Tonfolgen gegenüber rein physikalischen Tönen. Weiter bevorzugen sie Tonlagen, die der menschlichen Stimme ähneln. Das Gehör entwickelt sich im Laufe des ersten Lebensjahres weiter. Bereits sehr früh (häufig schon im zweiten Lebensmonat) reagieren Babys sichtbar auf Geräuschquellen, die außerhalb ihres Gesichtfeldes sind. Je weiter die motorische Entwicklung vorangeht, umso deutlicher werden die Zuwendung und das Suchen nach einer Geräuschquelle.

Ein Neugeborenes sieht auch anders als ein Erwachsener. Man geht davon aus, dass Neugeborene Dinge in einem Abstand von 25-30 Zentimeter am deutlichsten sehen. Die Sehschärfe ist erst mit zwölf Lebensmonaten voll entwickelt. Man konnte zeigen, dass Neugeborene runde Formen, kontrastreiche Muster und vor allem menschliche Gesichter am interessantesten finden (sich solchen Reizen am längsten zuwenden). Anfangs differenziert das Baby kaum zwischen abstrakten Bildern von Gesichtern und echten, lebendigen Gesichtern. Es interessiert sich für beides, wobei es lebendige Gesichter eindeutig „am liebsten" betrachtet. Zu Beginn macht es dabei kaum einen Unterschied, ob und welches Gefühl das Gesicht ausdrückt. Erst nach und nach scheint das Baby immer mehr Details eines Gesichtes zu betrachten und zu „interpretieren". Mit circa einem halben Jahr beginnt es, vertraute von fremden Gesichtern zu unterscheiden, und reagiert deutlich auf gezeigte Emotionen. Es wendet sich freundlichen Gesichtern zu und wendet sich von neutralen oder unfreundlichen Gesichtern ab.

Zu Beginn des Lebens ist es für das Neugeborene noch sehr schwer, seine Augen koordiniert zu bewegen. Folglich ist auch das Fixieren eines Gegenstandes oder Gesichtes über mehrere Sekunden erst in den nächsten Wochen möglich. Auch andere Aspekte des Sehens wie Tiefenwahrnehmung, Erkennen von Formen, Oberflächen und Farben entwickeln beziehungsweise verändern sich im ersten Lebensjahr. Ein besonderer Entwicklungsschritt ist die „joint attention", die sich um den neunten Lebensmonat herum zeigt. Es bedeutet, dass das Baby in der Lage ist, einen Gegenstand gemeinsam mit einer anderen Person zu betrachten. Es richtet seine Aufmerksamkeit auf einen Gegenstand, der von einer Person betrachtet wird oder „zeigt" einer Person einen Gegenstand seines Interesses. An diesem Entwicklungsschritt zeigt sich, wie stark einzelne Entwicklungsbereiche miteinander verknüpft sind. Diese neue Fähigkeit bedeutet, dass das Baby in der Lage ist, einen Gegenstand als Gegenstand zu erkennen, sein Denken soweit entwickelt ist zu verstehen, dass auch Personen um das Kind herum diesen Gegenstand sehen und es sein Handeln danach ausrichten kann, das Interesse von anderen Personen auf diesen Gegenstand zu lenken. Zudem erkennt es, worauf sich das Interesse anderer Personen richtet.

Sprachliche Entwicklung

Das Neugeborene schreit zunächst, um seine Bedürfnisse zu äußern. Daneben reagiert es auf Stimmen und Geräusche durch Zusammenzucken, Augen Öffnen und Bewegen der Hände/Arme und Beine. Hören und Sprachentwicklung sind natürlicherweise sehr eng miteinander verknüpft.

Bald nach der Geburt gibt das Neugeborene auch Laute im zufriedenen Zustand von sich; meist langgezogene Vokallaute. Am Ende der Neugeborenenphase, überwiegend jedoch im vierten Lebensmonat beginnt das Baby, laut zu lachen und zu quietschen. Es gibt Kehllaute und rrr-Ketten von sich. Bereits hier sind „Dialoge" möglich. In dieser Phase probiert ein Baby sehr viel mit seinem Mund und seiner Stimme aus, wobei die produzierten Laute noch nicht an die Muttersprache gebunden sind. Das heißt, auf der ganzen Welt verläuft die Sprachentwicklung im ersten Lebenshalbjahr gleich.

Um den fünften Lebensmonat herum „verstummen" viele Babys. Ein möglicher Grund dafür ist, dass sich in dieser Zeit die Sinneswahrnehmung schärft und somit das Denken einen großen Entwicklungsschritt vollzieht. Die meisten Babys scheinen ihre Umwelt nun besonders scharf wahrzunehmen. Im zweiten Lebenshalbjahr beginnt dann die Anpassung an die Muttersprache. Laute, die in der Muttersprache vorkommen werden häufiger geäußert. Auffallend sind die rhythmischen Silbenketten (z.B. mem mem mem, dadada, papapa), die schon an Sprache erinnern. Das Baby reagiert nun auch mit Lautwerden und Flüstern adäquat auf die Entfernung zum „Gesprächspartner". Es freut sich, wenn es selbst in seinen Äußerungen nachgeahmt wird, und beginnt nachzuahmen.

Das Verstehen von Sprache taucht zu Beginn oder im Laufe des zweiten Lebenshalbjahres auf. Der Erwerb des Sprachverständnisses ist für das Kind ein großer Entwicklungsschritt und bietet eine Vielzahl neuer Möglichkeiten. Die meisten Kinder entwickeln eine große Ausdauer darin, auf Dinge zu zeigen und sie sich benennen zu lassen. Erste Worte wie „Mama" oder „Papa" können schon um den neunten Lebensmonat herum auftreten. Den eigenen Namen erkennt ein Baby oft um seinen ersten Geburtstag herum.

8

Grundsätzlich lässt sich die Sprachentwicklung am besten durch Sprechen unterstützen.

Dabei ist es von Vorteil, Dinge, die man tut, mit einer beschreibenden Sprache zu begleiten. Hört das Baby immer wieder dieselben Laute, wenn es bestimmte Aktionen erlebt, wird es früher den Laut mit dem Gesehenen, Erfahrenen verknüpfen können. Daneben ist eine begleitende, beschreibende Sprache auch immer eine Vorbereitung auf kommende Aktionen, stiftet Sicherheit und Vertrauen in die Umwelt und macht diese für das Kind vorhersagbar.

Emotionale und soziale Entwicklung

Die Entwicklung im emotionalen und sozialen Bereich wird unter anderem durch das Konzept der Bindungstheorie beschrieben. Diese Theorie und die damit verbundenen Aspekte werden ausführlich im Kapitel 11 „Eltern-Kind-Bindung" dargestellt.

Schon Neugeborene bringen eine Reihe von Emotionen zum Ausdruck. So sind Wohlbefinden, Interesse und Ekel bereits kurz nach der Geburt im Gesichtsausdruck erkennbar. Auch Wut, Furcht oder Traurigkeit sind schon mit zwei Monaten sichtbar, wobei sich diese einzelnen Emotionen nicht immer deutlich voneinander abgrenzen lassen. Negative Emotionen oder Unwohlsein äußern sich zunächst durch Schreien. Die Ursachen des Missbehagens führen zu unterschiedlichem Schreien beziehungsweise zu unterschiedlichen Emotionen. Eltern lernen, diese zu differenzieren. Ob ein Baby aus Schmerz, Hunger oder Erschrecken schreit, äußert sich in unterschiedlichen Tonlagen,

Lautstärken oder den dazu gezeigten Körperbewegungen. Die unterschiedlichen Emotionen werden im ersten Lebensjahr immer deutlicher. Das Gefühl Angst beispielsweise erhält mit dem Auftreten der Trennungsangst zwischen dem sechsten und achten Monat herum eine neue Dimension.

Auch die Regulation von Emotionen nimmt im ersten Lebensjahr eine Entwicklung. Ganz grundsätzlich kann man sagen, dass Babys zunächst auf eine umfassende Hilfestellung ihrer Eltern angewiesen sind, um ihre Zustände regulieren zu können (Wach-Schlaf-Zustand, Regulation von Aufregung, Beruhigen). Dies ist von Kind zu Kind unterschiedlich ausgeprägt. Die ersten drei Monate ist ein Baby jedoch nicht „verwöhnbar". Es sollte auf jeden Fall die Hilfe zur Regulation bekommen, die es braucht. Viele Babys lernen ein erstaunliches Maß an Selbstregulation bereits bis Ende des ersten Lebenshalbjahres, zum Beispiel gelingt ihnen die Selbstberuhigung durch Saugen am Daumen oder sie finden leichter in den Schlaf als zu Beginn.

Neben dem Zeigen von Emotionen ist das Verstehen gezeigter Emotionen von anderen Personen ein weiterer Entwicklungsprozess. Wie schon erwähnt, differenzieren Neugeborene zunächst nicht zwischen freundlichen und unfreundlichen Gesichtern. Dies erfolgt um den sechsten Lebensmonat herum, wobei sie in Folge selbst mit der sozialen Situation angemessenen Affekten reagieren. Sie zeigen Angst, wenn sie von einem unfreundlichen Fremden angesprochen werden, und Freude, wenn ihre Eltern ihnen lachend begegnen. Es lässt sich auch beobachten, dass Babys nun auf „Schimpfen" der Eltern zum Beispiel erschrocken reagieren. Viele beginnen in einer solchen Situation zu weinen.

Die soziale Entwicklung ist nicht losgelöst von der emotionalen und kognitiven zu betrachten. Während sich das erste Lebenshalbjahr vor allem durch ein großes Nähe-Bedürfnis auszeichnet, wendet sich das Baby im zweiten Lebensjahr zunehmend der Umwelt zu. Es zeigt sich ein sehr ausbalancierter Wechsel zwischen Autonomie und Abhängigkeit. Die Autonomie (also Themen wie Selbstwirksamkeit und Selbstregulation) gewinnt zwar einen immer größeren Stellenwert bis Ende des ersten Lebensjahres, die Bedürfnisse nach Nähe und Geborgenheit spielen aber nach wie vor eine zentrale Rolle und können teilweise auch vom Baby selbst initiiert werden.

Babys kommen mit der Fähigkeit zur Kommunikation auf die Welt, und es konnte eindrucksvoll gezeigt werden, dass schon Neugeborene aktiv Beziehungen mitgestalten. Spätestens anhand des Sozialen Lächelns ist diese Mitgestaltung klar zu erkennen. Das Soziale Lächeln, auch Intentionales Lächeln genannt, zeigt sich zwischen der sechsten und achten Lebenswoche. Das Baby lächelt nun erstmals willentlich, es lächelt zuverlässig menschliche Gesichter an, reagiert also sichtbar auf soziale Situationen. Aber bereits vorher geben Babys über ihr Mienenspiel und ihre Motorik Feedback zu Interaktionen. Sie können über diese Wege auch Personen zu Interaktionen animieren, also dafür sorgen, dass sie soziale und damit auch emotionale Zuwendung erhalten.

Im achten bis neunten Lebensmonat erfährt die Autonomie-Entwicklung durch die Fähigkeit zur selbstständigen Fortbewegung einen ganz neuen Stellenwert. Babys sind nun in der Lage, ihr Explorationsverhalten, also den Wunsch, Neues zu entdecken und zu erfahren, selbst zu steuern. Eltern fungieren in dieser Zeit stark als „sichere Basis", von der aus das Baby die Welt erkundet und bei der es sich auch rückversichern kann, ob und wie dies sicher gelingen kann.

8

Durch die erläuterte Fähigkeit der gemeinsamen Aufmerksamkeit auf Objekte („joint attention") erleben die Eltern ihre Kinder ab dem zehnten Lebensmonat mehr und mehr als aktive Partner. Das Baby gibt nun sehr klar zu verstehen, womit es sich beschäftigen möchte.

Hortense Demant

Kindliche Bedürfnisse im ersten Lebensjahr

Neben den physiologischen Grundbedürfnissen wie zum Beispiel Essen, Trinken, ausreichend Schlaf, aber auch nach Zärtlichkeit und Körperkontakt haben Menschen noch eine Reihe anderer Bedürfnisse, die im Folgenden erläutert werden.

Ein wesentlicher, wenn nicht sogar der grundsätzlichste Unterschied zwischen den Bedürfnissen im Säuglingsalter und denen von Erwachsenen ist, dass das Baby Personen benötigt, die sich für die Wahrnehmung, das Verstehen und die Befriedigung seiner Bedürfnisse verantwortlich fühlen. Dies sind in aller Regel die Eltern. Da Menschen als „physiologische Frühgeburt" auf die Welt kommen, also wesentlich unreifer sind als andere Säugetiere, ist besonders in den ersten Wochen eine bedingungslose, prompte und adäquate Versorgung des Babys notwendig. Ein Verwöhnen ist in den ersten drei Lebensmonaten nicht möglich. Das Baby ist darauf angewiesen, dass es gefüttert, trockengelegt und sauber gehalten wird. Auch das Bedürfnis nach Schutz und Sicherheit kann nicht alleine befriedigt werden. Die Eltern müssen das Baby vor Gefahren, Kälte, Krankheiten etc. schützen.

Von der Natur ist das Baby mit der Fähigkeit zur Kommunikation ausgestattet und sorgt durch diese dafür, die Befriedigung seiner Bedürfnisse nach Liebe und sozialer Bindung zu gewährleisten. Durch Laute und später durch Sprache, aber auch durch Mimik, Gestik und Körperausdruck macht es auf sich aufmerksam und signalisiert letztlich auch das, was es gerade braucht. Seine Zufriedenheit ist ebenfalls bereits von Anfang an durch entspannte Gesichtszüge und Lächeln (siehe Beispiel) oder auch an einer entspannten Körperhaltung und ruhigen Bewegungen für die Eltern ablesbar.

Beispiel „Soziales Lächeln":
Während Neugeborene zunächst nur im Schlaf das „Engelslächeln" zeigen, eine wohl unwillkürliche Veränderung der Mimik-Muskeln, lächelt ein waches Baby bereits mit zwei bis vier Wochen. Dies jedoch scheint noch ohne äußeren Anlass zu geschehen und wird oft als Zeichen von Wohlbefinden interpretiert. Im Alter von sechs bis acht Wochen lächeln Babys eindeutig in sozialen Kontexten. Sie lächeln im zufriedenen Zustand jede Art von Gesicht an, das sie sehen (also auch gezeichnete oder

sehr abstrakte Gesichter). Viele Eltern nehmen dieses angelächelt Werden als Belohnung für ihre Versorgung des Kindes wahr und reagieren ganz natürlich mit Zurücklächeln und Zuwendung. Dadurch erfahren Babys sehr bald, dass sie mit ihrem Lächeln eine Reaktion auslösen können, und lächeln infolge immer häufiger und herziger.

Mit zunehmendem Alter differenzieren Babys immer besser und ungefähr mit einem halben Jahr lächelt ein Baby nur noch freundliche Gesichter an. Neutrale oder grimmige Gesichter lösen nun eher Unbehagen oder Weinen aus.

Auch das Bedürfnis nach Wertschätzung und Anerkennung wird im passenden Wechselspiel zwischen Eltern und Säugling befriedigt. Ein Säugling erfährt sich zum Beispiel durch das Eingehen seiner Eltern auf sein eigenes Entwicklungstempo bereits als autonomes Wesen, das seine Umwelt selbstständig erkunden darf und kann.

Beispiel „Gegenstände fallen lassen":
Um den achten Lebensmonat herum beginnen die meisten Babys mit Hingabe damit, Dinge „von oben" fallen zu lassen, zum Beispiel wenn sie auf einem Schoß sitzen oder im Hochstuhl. Reagieren Eltern mit „Aufheben und den Gegenstand wieder zum Spiel Anbieten", wird das Baby höchstwahrscheinlich den Gegenstand wieder fallen lassen und erwartungsvoll annehmen, dass es den Gegenstand wiederbekommt. Wenn Eltern auf dieses Spiel eingehen, lernt ihr Baby einerseits die Auswirkung der Schwerkraft auf einen unbelebten Gegenstand kennen – es betätigt sich als kleiner Forscher. Andererseits lernt es, dass es in seinen Eltern unterstützende Spielpartner hat, die sich auch auf seine Wünsche einstellen und die es zum Spiel motivieren kann – es erlebt sich als aktiver Gestalter von Beziehungen.

Die Bedürfnisse nach Anregung, Spiel und Leistung zeigen sich ebenfalls bereits im ersten Lebensjahr. Die Förderung des Neugierverhaltens ist dabei grundlegend. Auch hier gilt: Neugierde muss nicht erzeugt werden, sondern sollte nicht unterbunden oder behindert werden. Anregungen und Anforderungen, die Eltern an ihr Kind stellen, sollten immer knapp oberhalb des bereits Erlernten oder der gezeigten Entwicklungsstufe liegen. Dies setzt eine gute Kenntnis der Entwicklung der einzelnen Bereiche voraus. Durch eine gewährende Unterstützung beim Erleben und Erforschen der Umwelt lässt sich das Bedürfnis nach Spiel und Leistung ebenfalls befriedigen.

Beispiel: Babys lieben die immer selben Spiele in leichten Variationen oder leichten Erschwernissen. Versteckt man zum Beispiel einen Gegenstand erst halb unter einem Tuch, stellt man fest, dass das Baby mit sechs bis sieben Monaten sein Interesse für den „versteckten" Gegenstand behält. Es greift danach. Bald wird es anfangen, die Tatsache des „Versteckens" zu untersuchen. Es hebt das Tuch, lässt es wieder fallen etc. Auch vor seinen Augen unter dem Tuch versteckte Gegenstände wird es bald selbst aufdecken und sich darüber freuen, dass es sie wieder „gefunden" hat. Noch etwas später lacht es bereits ausgelassen, wenn es nur das Tuch liegen sieht, und wird es aufheben, um darunter zu schauen.

Das Bedürfnis nach Selbstverwirklichung lässt sich für Babys sehr anschaulich an einem Beispiel erläutern: Ein kleines Maß an Selbstverwirklichung ist zum Beispiel die Erlaubnis, sich das Spielmaterial selbst aussuchen zu können. Auch die Möglichkeit, sich selbst durch Daumenlutschen zu beruhigen, ist eine Art Selbstverwirklichung und sollte nicht unterbunden werden. Das Baby lernt dabei über sich, dass es in der Lage ist, sich selbst zu beruhigen. Dies nennt man auch „Selbstwirksamkeit" und ist als grundlegende Bedingung für die Entwicklung eines gesunden Selbstwertgefühls zu sehen. Selbstverwirklichung wird dabei erst durch ein positives Selbstwertgefühl und das Wissen um die eigenen Stärken, Neigungen und Fähigkeiten möglich.

Individuelle Bedürfnisse bei Babys ergeben sich aus dem Zusammenspiel vieler Faktoren: zum Beispiel kindliches Temperament, Regulationsfähigkeit, Entwicklungsstand und -prozess. Der momentane Zustand bestimmt das augenblickliche Bedürfnis. Ein Baby, das Hunger hat oder müde ist, will nicht spielen – hat kein Bedürfnis nach Anregung oder Selbstverwirklichung. Voraussetzung dafür, dass ein Kind sein Bedürfnis nach Erkundung aktivieren kann, ist die Befriedigung seiner „vorstehenden" Bedürfnisse wie zum Beispiel auch des Bedürfnisses nach Schutz und Sicherheit.

Kindliche Bedürfnisse verändern sich ständig während des ersten Lebensjahres durch den voranschreitenden Entwicklungsprozess. In den ersten Wochen nehmen die Bedürfnisse nach Essen, Trinken, Schlaf, Wärme, Körperkontakt den größten Raum ein. Nachfolgend (zwischen dem dritten und siebten Lebensmonat) gewinnen die Bedürfnisse nach Liebe und Anerkennung, zum Beispiel im Zwiegespräch und im Spiel, mehr und mehr an Bedeutung. Durch den Beginn der eigenständigen Fortbewegung im siebten bis neunten Lebensmonat und den Beginn der personenspezifischen Bindung treten die Bedürfnisse nach Erkundung einerseits und nach Nähe andererseits stark in den Vordergrund. Gegen Ende des ersten Lebensjahres beginnt dann die lange Phase der Selbstverwirklichung.

Um die individuellen Bedürfnisse des Babys zu verstehen ist es wichtig, den Entwicklungsstand des Babys und „mögliche Entwicklungsverläufe" zu kennen.

Bedürfnisse und Entwicklung

Auch wenn jedes Baby im Wesentlichen dieselben Stadien eines Entwicklungsbereiches in derselben Abfolge durchläuft, ist der Fächer an Unterschieden, Vielfalt und individueller Ausgestaltung immens. Als Entwicklungsbereiche sind die Entwicklung der Grob- und der Feinmotorik, der Wahrnehmung (visuell, akustisch etc.), der Sprache und des Denkens, die emotionale und soziale Entwicklung zu berücksichtigen (siehe Kapitel 8 „Entwicklung im ersten Lebensjahr").

Durch Unkenntnis der Entwicklung kommt es oft zu Überforderungen der Babys (z.b. missverstandenes Kopfheben in Rückenlage als „Wunsch" des Babys zu sitzen). Oft behindern Eltern aber auch den möglichen Entwicklungsverlauf ihrer Babys durch unadäquates Handhaben (z.B. zu frühes Hinsetzen, zu wenige Gelegenheiten zum ungehinderten Spiel auf dem Boden, Bewegungseinschränkungen durch Kinderwippen etc.).

Grundsätzlich gilt: soviel Hilfestellung wie nötig, so viel Freiheit wie möglich. Oder mit dem Entwicklungspsychologen Jean Piaget: „Gras wächst nicht schneller, wenn man daran zieht."

Besondere Herausforderungen ergeben sich durch asynchron verlaufende Entwicklungen in den unterschiedlichen Bereichen. Einfach ausgedrückt: So wie jeder Erwachsene Stärken und Schwächen hat, so hat auch jedes Baby seine Vorlieben und Abneigungen. Entwicklungsprozesse können in qualitativen Sprüngen, schubweise oder kontinuierlich verlaufen, zum Beispiel verstummen viele Babys mit circa fünf Monaten, um dann nach dem sechsten Lebensmonat in deutlich veränderter Weise Laute zu äußern (qualitativer Sprung in der Sprachentwicklung). Andere Babys verändern fast unmerklich jeden Tag ein bisschen ihre „Sprache" (kontinuierlicher Entwicklungsverlauf).

Andere Entwicklungsbereiche weisen vielleicht ein über das erste Lebensjahr hinweg verändertes Tempo auf, nehmen zum Beispiel zunächst einen sehr schnellen Verlauf (Drehen von Bauch auf Rücken und umgekehrt z.B. schon mit drei Monaten, Hintereinanderschaltung zur seitlichen Fortbewegung durch den Raum mit vier Monaten) und scheinen dann zu stagnieren oder sich drastisch zu verlangsamen (das Baby krabbelt schließlich erst mit elf Monaten).

Individuelle Bedürfnisse des Babys ergeben sich selbstverständlich auch durch das kindliche Temperament und seinen Regulationsfähigkeiten. So wie bei uns Erwachsenen auch unterscheiden sich Kinder in ihrem Temperament und in ihrer Persönlichkeit. Sehr lebhafte Kinder brauchen vielleicht mehr Unterstützung, um zur Ruhe zu kommen, während manch ruhiges Kind von regelmäßigen Anregungen durch seine Eltern sehr profitiert. Zögerliche Babys benötigen mehr Zuspruch oder Sicherheit, um sich in unbekannte Situationen zu begeben als sehr neugierige. Diese müssen vielleicht sogar eher in ihrem „Draufgängertum" gebremst werden. Die Fähigkeit zur Selbstregulation kann zu Beginn des Lebens sehr unterschiedlich ausgeprägt sein. Sie lässt sich jedoch gut fördern. Mangelnde Selbstregulation kann zu Beginn (die ersten sechs Monate) durch Hilfe der Eltern zur Regulation unterstützt werden.

9

Zusammenfassend kann man sagen:

Bedürfnisse im ersten Lebensjahr unterliegen entwicklungsabhängig einem ständigen Wandel, sind immer vom augenblicklichen Zustand abhängig und werden durch das Temperament des Kindes grundlegend beeinflusst.

Hortense Demant

Interaktionelle Herausforderungen in der Säuglingszeit

Herausforderungen in der gemeinsamen Interaktion zwischen Eltern und Säugling ergeben sich dadurch, wie gut es Eltern gelingt, die Signale ihres Babys zu verstehen, wie gut sie zum Beispiel den Wachheitszustand ihres Kindes einschätzen.

Elterliche intuitive Kompetenzen gewährleisten in aller Regel das Verständnis für das Baby. Diese Kompetenzen befähigen Eltern einerseits dazu „zu erfühlen", was das Baby ihnen mitteilt, und andererseits teilen sie sich selbst ihrem Baby in der erforderlichen Klarheit und Deutlichkeit mit (z.B. durch Ammensprache oder deutliches Mimenspiel). Voraussetzung für eine gute Abstimmung oder Passung der Kommunikation zwischen Eltern und Baby ist jedoch, dass die elterlichen intuitiven Kompetenzen sich auch entfalten können. Wie in jeder neuen Beziehung gilt es, den Anderen kennen zu lernen, wobei es natürlich ein gewisses Ungleichgewicht in der Beziehung zwischen Eltern und Baby gibt. Dennoch kann gesagt werden, dass die Interaktion am besten gelingen, wenn sich die Interaktionspartner:

- auf den Anderen einlassen (Für die Eltern bedeutet dies, ihre Aufmerksamkeit ganz auf das Baby zu richten, z.B. Situationen zu schaffen, in denen störende Geräusche wie Telefon oder Radio ausgeschaltet werden und allein das Baby im Mittelpunkt des Interesses steht. Das Baby bringt andererseits bedingungslose Aufmerksamkeit mit, die Zuwendung zu Reizquellen noch stark reflektorisch bestimmt wird.);

- „zuhören" (Eltern sollten offen sein für die Signale des Babys und das eigene Handeln daraus ableiten.);

- rückversichern, ob man richtig verstanden hat (So gibt ein Baby seinen Eltern deutliche Signale, wenn es bekommt, was es braucht: Es beruhigt sich, lächelt, hält Blickkontakt etc.).

In allen drei Schritten der Beziehung können auf beiden Seiten Probleme auftreten:

● volle Aufmerksamkeit: Die Eltern sind zum Beispiel durch Belastungen in der Partnerschaft, finanzielle Sorgen oder psychische Probleme nicht in der Lage, ihre Aufmerksamkeit voll zu bündeln. Das Baby ist vielleicht durch eine hohe Irritierbarkeit sehr von anderen Reizen abgelenkt. Vielleicht ist es aber auch einfach nur müde.

● Signale verstehen: Eltern interpretieren die Signale ihres Kindes falsch, da sie zum Beispiel von einem falschen Entwicklungsstand ausgehen (z.B. unterstellen sie ihrem Kind eine „Absicht", obwohl das Kind dazu noch nicht in der Lage ist) oder einem falschen Wach-Zustand des Babys. Andererseits bekommen Babys manchmal auch keine eindeutigen Signale ihrer Eltern, ob diese eine Handlung des Babys unterstützen oder nicht erlauben, zum Beispiel sagt eine Mutter „nein" und lacht das Baby dabei an.

● Rückversicherung: Gelingt das Beruhigen eines Babys durch sanftes Wiegen nicht, werden Eltern zunehmend unsicher. Durch das ausbleibende Ruhigwerden des Babys erfahren sie keine Rückversicherung, ob ihre Strategie richtig ist. Folglich wechseln sie ihre Strategien häufiger. Dies wiederum löst im Baby unter Umständen erneute Irritation aus, es lässt sich nicht beruhigen und schreit weiter. Wenn sich dieser Kreislauf vermehrt zeigt, verlieren die Eltern nach und nach das Vertrauen in ihre intuitiven Kompetenzen.

● Aber auch andersherum bedarf es der Rückversicherung: Babys drehen sich, wenn sie in einen unbekannten Raum krabbeln, häufig zum anwesenden Elternteil um. Sie holen sich quasi die Bestätigung ab, zum Beispiel durch zustimmende, aufmunternde Mimik, ob dieser Raum gefahrlos zu erforschen ist. Erfolgt diese intuitive Reaktion der Eltern darauf nicht oder wird sie für das Baby nicht eindeutig genug gegeben, erlebt das Baby nicht die benötigte Sicherheit, um sich neugierig der neuen Situation stellen zu können.).

Normalerweise lernen Eltern und Babys durch den beschriebenen Prozess schnell, sich aufeinander einzustimmen und eine verständnisvolle Beziehung herzustellen. Man spricht auch von einer guten Passung zwischen Eltern und Kind. Sie sorgt einerseits dafür, dass sich das Kind wohl, geborgen und verstanden fühlt. Andererseits wird sich das Baby im Vertrauen auf seine Umwelt neugierig und zunehmend selbstständiger der Welt zuwenden können. Diese Passung ist jedoch keine feste Größe, sondern unterliegt grundsätzlich der Veränderung. Dafür verantwortlich sind folgende Faktoren:

- die Entwicklung an sich: Babys verändern rasant ihre Bedürfnisse (siehe oben) und damit auch ihre „Ansprüche" an die Beziehung zu ihren Eltern.

- die so genannten „ganz normalen Krisen" (nach Largo, 2004): Immer wieder gibt es Phasen, in denen der gewohnte, abgestimmte Umgang mit dem Baby nicht gelingt. Das Baby erscheint zum Beispiel unzufrieden, quengeliger als gewohnt oder sucht ungleich häufiger die Nähe der Eltern. Ein solches Verhalten taucht häufig vor großen Entwicklungsschritten auf.

- die Eigenheiten des Babys: Im Grunde gibt es für kaum einen Bereich ein einfaches „So muss man es machen". Schon allein, wie warm ein Kind angezogen werden sollte, hängt nicht zuletzt vom Wärmeempfinden des Babys ab.

- die Erwartungen der Eltern an sich selbst: Alle Eltern haben eine bestimmte Vorstellung davon im Kopf, wie sie als Eltern sein wollen (häufig in Anlehnung an oder Abgrenzung von ihren eigenen Eltern). Wichtig für eine gelingende Interaktion mit dem Baby ist es, dass die Eltern dafür offen bleiben, ob ihre Vorstellungen mit den Bedürfnissen ihres Kindes vereinbar sind. Vielleicht hat eine Mutter, die „immer für ihr Kind da sein will", ein kleines Mädchen, das ganz besonders viel Freiheit zum eigenen Entdecken haben will.

- die Erwartungen der Eltern an ihr Baby: Eltern machen sich auch Vorstellungen darüber, wie ihr Baby wohl sein wird. Sie wünschen sich vielleicht ein lebhaftes Kind und übersehen dabei, dass ihr Baby besonders viel oder häufig Ruhe braucht.

Zusammenfassend lässt sich sagen:

Die rasante Entwicklung im ersten Lebensjahr ist dafür verantwortlich, dass sowohl die Bedürfnisse von Babys an sich, als auch die damit verbundenen Herausforderungen an die Interaktion einem ständigen Wandel unterliegen. Eltern haben also vor allen Dingen die Aufgabe, die Bedürfnisse ihres Babys immer wieder neu und aufmerksam wahrzunehmen, zu verstehen und zu begleiten. Anders ausgedrückt: Durch Entwicklung bleibt die Beziehung zwischen Eltern und Baby nie gleich. In diesem ständigen Wandel liegt aber auch eine Chance. Was vielleicht zunächst schwierig erscheint, hat immer auch die Möglichkeit, sich zum Guten zu verändern.

10

Britta Frey

Eltern-Kind-Bindung

In Bezug auf die Mutter-Kind- sowie Vater-Kind-Bindungen ist es sinnvoll, zunächst den Begriff der Bindung sowie die grundlegenden Ideen der von John Bowlby begründeten Bindungstheorie kurz einzuführen.

John Bowlby, ein englischer Psychoanalytiker, sieht Bindung als eine angeborene Bereitschaft des Menschen, Beziehungen zu anderen Menschen einzugehen. Die individuellen Qualitäten dieser Bindung des Kindes an seine Eltern können dabei sehr verschieden sein, je nach der realen Erfahrung eines jeden einzelnen Menschen. Diese individuellen Erfahrungen der Kindheit haben dann wiederum Konsequenzen für den Lebenslauf jedes Individuums.

Klinisch gesehen kann es zu Fehlentwicklungen kommen, die durch eine nicht gut gelungene Bindung zwischen Kind und Eltern entstanden sind. Wobei anzumerken ist, dass die unterschiedlichen Bindungsmuster in verschiedenen kulturellen Kontexten ganz anders wahrgenommen werden und zum Teil auch angemessen sind. Eine unsichere Bindung kann dementsprechend nicht per se als psychopathologisch angesehen werden. In den westlichen Kulturen mangelt es dem Kind im Falle einer unsicheren Bindung an angemessenem Schutz und ausreichender Fürsorge durch seine Bezugspersonen. Besonders relevant sind dabei fehlende korrigierende Erfahrungen durch (partnerschaftliche) Beziehungen, die die negativen Bindungserfahrungen der Kindheit kompensieren könnten.

Fünf wichtige Aspekte der Bindungstheorie

- Für die seelische Gesundheit des sich entwickelnden Kindes ist kontinuierliche und feinfühlige Fürsorge von herausragender Bedeutung.
- Es besteht die biologische Notwendigkeit, mindestens eine Bindung aufzubauen, dessen Funktion es ist, Sicherheit zu geben und gegen Stress zu schützen. Eine Bindung wird zu einer erwachsenen Person aufgebaut, die als stärker und weiser empfunden wird, so dass sie Schutz und Versorgung gewährleisten kann.

- Eine Bindungsbeziehung unterscheidet sich von anderen Beziehungen besonders darin, dass bei Angst das Bindungsverhaltenssystem aktiviert und die Nähe der Bindungsperson aufgesucht wird, wobei Erkundungsverhalten aufhört. Andererseits hört bei Wohlbefinden die Aktivität des Bindungsverhaltenssystems auf und Erkundungen sowie Spiel setzen ein.
- Individuelle Unterschiede in Qualitäten von Bindungen kann man an dem Ausmaß unterscheiden, in dem sie Sicherheit vermitteln.
- Die Bindungstheorie erklärt, wie früh erlebte Bindungserfahrungen geistig verarbeitet und zu inneren Modellvorstellungen von sich und anderen verarbeitet werden.

(nach Grossmann & Grossmann, 2004)

Was ist nun aber unter dem Begriff der Bindung zu verstehen? Bindung ist die besondere Beziehung eines Kindes zu seinen Eltern oder Personen, die es beständig betreuen. Sie ist in den Emotionen verankert oder verbindet das Individuum mit anderen, besonderen Personen über Raum und Zeit hinweg.

Bindung kann als imaginäres Band zwischen zwei Personen verstanden werden.

Bindungen sind selektiv und spezifisch. Das heißt, dass Bindungen beziehungsweise Bindungsqualitäten eines Kindes zu seinen Bezugspersonen unterschiedlich sein können. Dieser Aspekt ist auch für die Mutter-Kind- und die Vater-Kind-Bindung relevant. Grundsätzlich bindet sich eine schwächere Person an eine Person, mit der sie in einem häufigen Kontakt ist und von der sie sich Schutz und Fürsorge erwartet. Eine Person kann an mehr als eine Person gebunden sein, jedoch nicht an unendlich viele. In der Regel ist ein Säugling beziehungsweise Kleinkind an seine Mutter, seinen Vater, seine Geschwister, seine Großeltern sowie zunehmend auch an andere betreuende Personen wie zum Beispiel Tagesmütter gebunden.

Bindung kann durch Liebe und Zuneigung, aber auch durch Trennungsleid und Sehnsucht beschrieben werden. Eine sichere Bindung dient als Quelle psychischer Sicherheit.

Eine voll entwickelte Bindung des Kindes an seine Eltern besteht noch nicht bei der Geburt, sondern entwickelt sich erst allmählich im Laufe des ersten Lebensjahres. Bindung ist also als Prozess zu verstehen. Meist besteht eine Bindung ab dem vierten bis sechsten Lebensmonat. Verschiedene bindungsaufbauende Verhaltensweisen sind allerdings spätestens ab der Geburt zu beobachten.

Wie kann man bestimmen, ob eine Bindung zwischen zwei Personen besteht? Die Entwicklungspsychologin Mary Ainsworth legte verschiedene Kriterien für das Bestehen einer Bindung zu einer Person fest:

- Das Kleinkind nutzt eine Bindungsperson als „sicheren Hafen", als Ort der Sicherheit und des Schutzes besonders in fremder Umgebung. Bei Angst flieht es zur Bindungsperson. Ohne sie sind unvertraute Situationen belastender als mit ihr.

- Eine Bindungsperson funktioniert als Sicherheitsbasis des Kleinkindes, von der aus es erkundet. Dabei vergewissert es sich stets, wo die Bindungsperson ist und ob sie auf es achtet, selbst wenn es nicht direkt mit ihr spielen will.

- Das Kleinkind protestiert in unvertrauter Umgebung gegen eine Trennung von der Bindungsperson. Es vermisst sie, wenn sie nicht da ist, und lässt sich gut von ihr beruhigen.

11

- Das Kleinkind wird eifersüchtig, wenn die Bindungsperson Zuneigung zu einem anderen Kind zeigt.

- Nur eine schwache bis gar keine Bindung besteht dann, wenn das Kind keine Bevorzugung dieser Person bei Belastung erkennen lässt, sich wenig um ihren Verbleib kümmert, kein Trennungsleid oder Vermissen zeigt und keine Erleichterung und keinen Sicherheitsgewinn aus ihrer Gegenwart zieht.

Eine Methode, um die Qualität der Bindung zu erheben ist die von Mary Ainsworth und Kollegen entwickelte Fremde Situation. Dies ist ein standardisiertes Verfahren, das eine wiederholte Trennung und Wiederzusammenführung von Bezugsperson und Kind inszeniert. Dabei werden die Reaktionen des Kindes auf die Trennung und das Wiedersehen mit der Bezugsperson betrachtet. Je nach Verhalten des Kindes werden drei Bindungstypen voneinander unterschieden: sicher gebunden, unsicher-vermeidend gebunden sowie unsicher-ambivalent gebunden. Später wurden diese drei Bindungstypen um einen vierten Typus ergänzt, der als desorganisiert bezeichnet wird.

Ein weiterer wichtiger Aspekt im Bereich der Bindung ist das Konzept der Bindungs-Explorations-Balance. Dieses beschreibt eine Balance zwischen zwei Verhaltenssystemen, dem Bindungsverhalten einerseits und dem Explorationsverhalten (Erkundungsverhalten) andererseits: Wenn beim Krabbelkind ein Wohlgefühl vorherrscht, exploriert es, wenn es sich unwohl fühlt, sucht es die Nähe der Bezugsperson, zeigt also Bindungsverhalten.

Mutter-Kind-Bindung

Insbesondere während des ersten Lebensjahres ist die Mutter in der Regel die wichtigste Bezugsperson für das Kind. Schon während der Schwangerschaft beginnt sie, eine Beziehung zum Kind aufzubauen. Sie führt Zwiegespräche mit dem ungeborenen Kind und beginnt sich vorzustellen, wie es einmal sein wird. Auch nach der Geburt des Kindes ist es in der Regel die Mutter, die hauptsächlich für die Versorgung des Kindes verantwortlich ist. Sie kümmert sich die Ernährung, sorgt für Wärme, reguliert teilweise seinen Schlaf-Wach-Rhythmus und beschützt es. Die Verhaltensweisen des Säuglings dienen der Mutter als Indikatoren für seine Bedürfnisse und helfen ihr, auf sie zu reagieren.

Die Säuglingsforscher Mechthild und Hanus Papoušek beschreiben sowohl bei Müttern als auch bei Vätern intuitive elterliche Fähigkeiten. Eltern verfügen über sehr schnelle und intuitive Reaktionsweisen auf die verschiedenen Signale des Neugeborenen und Säuglings. Der Säugling ist zunächst auf die Hilfe seiner Eltern angewiesen. Diese externe Regulation erfolgt zu Beginn zumeist durch die Mutter. Im Laufe der Entwicklung führt eine adäquate externe Regulation durch die Eltern zu einer angemessenen inneren Regulation.

Dieses regulierende bemutternde Verhalten, das mehr oder weniger gut auf die Bedürfnisse, den Rhythmus und die Eigenart des Säuglings abgestimmt sein kann, bezeichnet man als mütterliche Feinfühligkeit. Für eine gute Mutter-Kind-Bindung ist es wichtig, dass die Mutter das jeweilige Befinden ihres Säuglings wahrnimmt, also ihrem Baby und seinen Signalen gegenüber aufmerksam ist. Weiterhin ist es wichtig, die wahrgenommenen Signale des Säuglings „richtig" zu interpretieren. Dabei sollte die Mutter nicht durch ihre eigenen Bedürfnisse beeinflusst und geleitet sein. Die Mutter sollte prompt auf diese Signale reagieren. Für den Säugling ist dies wichtig, da er nur so einen Zusammenhang zwischen seinem Verhalten und der mütterlichen Handlung herstellen kann. Er erlebt das Handeln der Mutter als direkte Konsequenz seines Verhaltens. Ein weiterer wesentlicher Aspekt ist die Angemessenheit der mütterlichen Reaktion. Die Mutter gibt dem Säugling das, was er in diesem Falle braucht. Natürlich verändert sich, was als angemessen angesehen wird, im Zuge der Entwicklung des Kindes.

Eine sichere Mutter-Kind-Bindung kann dann entstehen, wenn die Mutter feinfühlig gegenüber den Signalen ihres Säuglings reagiert.

Vater-Kind-Bindung

Der Vater wurde erst relativ spät in den 70-er und 80-er Jahren des 20. Jahrhunderts als Bindungsperson von der Forschung „entdeckt". Zu Beginn der Vaterforschung lag das Interesse zunächst eher auf defizit-orientierten Aspekten wie zum Beispiel der Vaterabwesenheit und ihren negativen Konsequenzen für die kindliche Entwicklung. Die Ergebnisse der aktuellen Vaterforschung zeigen, dass ein Engagement des Vaters die kindliche Entwicklung sowie gute Lebensaussichten fördert. Somit sind auch die Väter wichtige Bezugspersonen und Bindungspersonen für ihre Kinder.

Wie bereits erwähnt, verfügen auch sie über intuitive elterliche Kompetenzen. Allerdings sind sie auch heute noch im Vergleich zur Mutter weniger an Pflegeaktivitäten oder Fürsorgeverhalten in Bezug auf ihre Säuglinge beteiligt. Es findet sich noch vielfach das traditionelle Rollenmuster: Die Mutter kümmert sich um die Kinder und der Vater ist der Versorger der Familie. Dies bedingt, dass der Vater häufig abwesend ist und dadurch weniger leicht Sicherheit und Routine im Umgang mit dem Säugling entwickeln kann.

11

In einer Langzeituntersuchung zeigte sich allerdings, dass auch Väter, die sich im Durchschnitt sehr wenig an der täglichen Versorgung ihrer kleinen Kinder beteiligten, im ersten Lebensjahr dennoch eine Bindung zum Kleinkind entwickelten. Auch interkulturelle Studien belegen, dass Väter in allen Kulturen wichtige Bindungspersonen ihrer Kinder sind. Enge Vater-Kind-Bindungen entstehen jedoch meist erst ab einem Alter, in dem der Vater dem Kind die Kulturtechniken seiner Gesellschaft vermitteln kann. Lediglich in vier Prozent der untersuchten Kulturen konnten Pflegeaktivitäten der Väter beobachtet werden.

Trotz der Tatsache, dass sowohl Mütter als auch Väter über intuitive elterliche Fähigkeiten verfügen und beide wichtige Bezugspersonen für ihre Kinder sind, gibt es Unterschiede im väterlichen und mütterlichen Verhalten. So stimulieren etwa Väter ihre Kinder in Spielsituationen mehr als Mütter. Weiterhin fördern Väter stärker als Mütter die kindliche Autonomie. Zudem üben Väter einen größeren Einfluss als Mütter auf die Geschlechtsrollenentwicklung aus. Sie sind insgesamt eher in spielerischen Interaktionen mit ihren Kindern anwesend. Dabei stellen die Väter einen wichtigen und sicheren Rahmen zur Verfügung, in dem die Kinder das „Abenteuer Leben" entdecken können. In diesem Sinne dienen sie – in Bowlbys Worten – als „sichere Basis".

Im Laufe der Zeit hat sich die Rolle des Vaters verändert. So ist er heute nicht mehr der traditionelle Patriarch, der Versorger und Ernährer der Familie, sondern häufig ein involvierter und engagierter Vater, der sich auch emotional in der Familie beteiligt. Er ist zunehmend greifbarer und fassbarer. Die moderne Vaterforschung beschreibt zunehmend ein Bild vom guten, engagierten, schützenden und anleitenden Vater.

Väter beschäftigen sich mit ihren Kindern dabei in verschiedenen Rollen:

- als interessanter, weil andersartiger Interaktionspartner, der andere und oft aufregendere Dinge mit dem Kind macht als die Mutter und zwar schon im Säuglingsalter;
- als Herausforderer, der das Kind auffordert, Neuartiges zu tun, das es sich ohne seine Hilfe nicht zutrauen würde;
- als Vermittler von Bereichen der Umwelt, die ohne seine sorgsame Umsicht für das Kind zu gefährlich wären, zum Beispiel Feuer, Wasser, Abgründe und Höhen;
- als Vermittler von Spielen und Festivitäten der jeweiligen Kultur;
- als Lehrer und Mentor, um dem Kind sein eigenes Wissen und Können zu vermitteln, wie man eine Familie ernährt.

(nach Grossmann & Grossmann, 2004, S. 223)

Demgegenüber stehen vernachlässigende, aggressive und psychisch gestörte Väter sowie Väter, die wenig Feingefühl in Bezug auf ihre Kinder zeigen und keine Balance zwischen Bindung und Exploration herstellen können.

Kindsmissbrauch und -vernachlässigung entstehen häufig in so genannten hoch belasteten Familien. Dies sind Familien, die unter verschiedenen Belastungsfaktoren leiden. Diese können in unterschiedlichen Bereichen (elterlicherseits, auf der Seite des Kindes, im sozialen Bereich sowie auch im materiellen Bereich) liegen.

Väter im Erleben einer Familienhebamme

Eveline Weyel, Familienhebamme aus dem Kreis Offenbach im Präventionsprojekt „Keiner fällt durchs Netz", beschreibt in einem Interview ihre Erfahrungen, in denen gerade Väter aus bildungsfernen Schichten wenig präsent seien und sich kaum an Pflegeaktivitäten beteiligten. Häufig fehlten sie sogar ganz. Manche seien bereits während der Schwangerschaft der Frau „abgetaucht". Doch auch wenn die Väter noch in der Familie seien, würden sie häufig nicht von den Frauen miteinbezogen. Dies könne verschiedene Gründe haben: So herrschten zum einen noch vielmehr die tradierten Geschlechterrollen vor. Zum anderen versuchten die Mütter teilweise, ihre Kinder vor den Vätern zu schützen, zum Beispiel wenn diese unter einem Alkoholproblem litten oder gewaltbereit seien. Gerade in hoch belasteten Familien sei Alkoholismus ein häufiges Problem.

Eveline Weyel ist der Ansicht, dass es in solchen Fällen und Familien vielfach besser sei, wenn die Väter „sich heraushalten würden", da es so zu weniger Konflikten innerhalb der Familien komme. Sie beschreibt, dass sie im Rahmen ihrer Arbeit als Familienhebamme auf Väter treffe, die häufig „keinen Bock" hätten, sich um ihre Familie zu kümmern, und es vorzögen, Zeit mit ihren Freunden zu verbringen. Die Arbeit mit „normalen" Vätern sei dagegen leichter, da diese „gute Väter" sein wollten und sich sehr mit ihrer Rolle als Vater beschäftigten.

11

Im Zuge ihrer aufsuchenden Arbeit erlebe sie sehr häufig, dass die Väter sich zurückzögen, sobald die Familienhebamme in die Wohnung komme. Sie führt dies darauf zurück, dass die Männer sich durch sie als Familienhebamme „kontrolliert" fühlten. Es sei wichtig, die Männer ganz behutsam mit ins Boot zu holen. Sie benutze hierfür „harmlose" Gesprächsaufhänger im Sinne von Themen, die die Männer interessierten und in denen sie sich sicher fühlten, wie zum Beispiel Fußball oder auch Hunde. Für die Hebamme ist dieser Vertrauensaufbau grundlegend. Sie sagt, dass die Männer sie dann in Ordnung fanden und somit auch das, was sie tue. Ihrer Erfahrung nach sei es gerade in hoch belasteten Familien wichtig, sehr vorsichtig, langsam und sensibel auf die Familien zuzugehen und diese nicht zu überfordern, dies vor allen Dingen in Bezug auf die Männer. Sonst machten diese Familien „dicht" und sie als Familienhebamme würde nicht akzeptiert.

Grundsätzlich ist Eveline Weyel der Ansicht, dass die Väter viel zur kindlichen Entwicklung beitragen würden. Gerade die Jungs würden ihre Väter brauchen. Männer machten mit ihren Kindern Dinge, die ein wichtiger Ausgleich zum mütterlichen Verhalten seien.

Auch laut der Bindungstheorie sind Mütter und Väter in ihren Rollen und Aufgaben in Bezug auf die Entwicklung ihrer Kinder komplementär, das heißt, sie ergänzen sich. Wenn dies der Fall ist, ist eine optimale kindliche Entwicklung möglich. Die Kinder können sicher gebundene innere Arbeitsmodelle entwickeln, die sie über ihre gesamte Lebensspanne hinweg begleiten.

Kai Götzinger

Die Rolle weiterer für die Familie wichtiger Personen

„Es braucht ein ganzes Dorf,
um ein Kind zu erziehen"
(Afrikanisches Sprichwort)

Für Mütter wie Väter gilt es, im komplexen „System Familie" Anpassungsprozesse zu leisten, indem sie ihr Verhalten auf die neuen Anforderungen im alltäglichen Leben abstimmen. Die Pflege und Betreuung des Säuglings führt zwangsläufig zu Einschränkungen in der individuellen Lebensgestaltung – Treffen mit Freunden werden deutlich seltener, um seinen Hobbys weiterhin nachzugehen, ist man auf den Partner oder andere angewiesen. Eltern stehen dazu oft in einem engen Austausch mit ihrem sozialen Umfeld, meist bestehend aus Angehörigen und Freunden und Bekannten. Dieser Personenkreis kann sowohl mit seinem direkten Verhalten als auch mit Einstellungen, Meinungen und Erwartungen, die er an die Eltern hat, das Leben des Neugeborenen beeinflussen.

In diesem Kapitel wird vor allem auf die Mitglieder und die Rolle des sozialen Umfeldes eingegangen und darauf, wie es Einfluss auf das Leben des Säuglings nimmt. Dabei wird gesondert auf die Bedeutung der Herkunftsfamilie eingegangen. Im Anschluss daran wird das Genogramm als eine Methode zur Erfassung des sozialen Umfeldes vorgestellt.

Das soziale Umfeld und dessen Bedeutung

In der Arbeit als Familienhebamme können die folgenden Fragen und deren Beantwortung für die Erfassung des Familienumfeldes behilflich sein. Dabei geht es nicht primär darum, die einzelnen Fragen der Familie zu stellen. Vielmehr können sie auch genutzt werden, um zu einer ersten Orientierung bezüglich der Rollen des sozialen Umfeldes zu kommen:

12

- Wer beeinflusst die Familie?
- Welche Funktion kommt der Person/Gruppe im Alltag der Familie zu?
- Wirkt deren Einfluss direkt auf den Säugling oder wirkt die Person/Gruppe auf die Eltern?
- Stellt der Einfluss dieser Person/Personengruppe einen positiven oder negativen Beitrag zur Entwicklung des Säuglings dar?

Dabei bestehen keine Einschränkungen für den Personenkreis, der für den Säugling und seine Familie bedeutsam ist. Der Einfluss kann unmittelbar auf den Säugling wirken. Beispielsweise kann dies der Fall sein, wenn die jeweilige Person für einen begrenzten Zeitabschnitt den Säugling betreut und damit zu dem meist eng umgrenzten Personenkreis der Bezugspersonen gehört. Gleichzeitig geht in der Regel der direkte Einfluss mit einem indirekten, über die Eltern vermittelten Einfluss, einher. In dem Beispiel der Betreuungsübernahme erfahren die Eltern durch die Unterstützung weiterer Bezugspersonen des Säuglings Entlastung, sie können sich regenerieren und sind später wieder verfügbar für den Säugling.

Andere, den Eltern nahestehende Personen können einen ausschließlich über die Eltern vermittelten Einfluss auf die Lebenswelt des Säuglings ausüben. Hier lohnt es sich, zwischen direktem Verhalten und Einstellungen, Erwartungen, Meinungen anderer zu unterscheiden.

Ein Beispiel soll das verdeutlichen: Die Handballkameraden eines jungen Vaters fordern (offenes Verhalten) von diesem nach der Geburt des Kindes weiterhin großes Engagement für die Mannschaft, gleichzeitig erwartet die Mutter des Kindes, dass der Vater seine Freizeitaktivitäten einschränkt, um sie in der Erziehung zu unterstützen und zu entlasten (Erwartung). In diesem Beispiel sieht sich der Vater mit den offen artikulierten Forderungen seiner Mannschaftskameraden konfrontiert. Daneben besteht die Erwartung der Mutter, sich in die Erziehung einzubinden, welche dem Vater bekannt ist und der er auch nachkommen will. Zunächst einmal ist der Vater damit in einem inneren Konflikt, er möchte es beiden Parteien (Mannschaftskameraden und Partnerin) möglichst recht machen, was aber in der Realität schwierig ist. Kommt es deshalb zu einem Konflikt der Eltern, spricht man von einem interpersonellen Konflikt. Es ist bedeutsam, beide möglichen Konfliktfelder, innere und interpersonelle Konflikte, zu beachten, um das Ausmaß der Belastung möglichst genau zu erfassen. Beide Konfliktformen können so viel Kraft kosten, dass der Erziehungsalltag als zunehmend belastet erlebt wird, was Eltern nachhaltig in ihrem Pflege- und Erziehungsverhalten einschränken kann.

In der Arbeit als Familienhebamme ergibt sich die Bedeutung der Person aus dem jeweiligen Einfluss auf die Entwicklung des Säuglings. Für die Bedeutung von Personengruppen gilt das Gleiche, wenn deren Anliegen an den jeweiligen Elternteil gleichgerichtet sind (beispielsweise die Erwartung der Sportkameraden, weiterhin für die Mannschaft Verantwortung zu tragen). Die Bewertung des Einflusses als entwicklungsbegünstigend oder der Entwicklung abträglich ist in der Mehrzahl der Fälle relativ offensichtlich, es gibt jedoch auch weniger eindeutige Mischformen.

Familienangehörige, die bestimmte Betreuungszeiten des Säuglings übernehmen, entlasten die Eltern, die diese Zeit dann vielleicht für sich nutzen können. Andere Mitglieder der Familie, die ständig das Erziehungsverhalten einer Mutter oder eines Vaters kritisieren, verunsichern diese möglicherweise und erschweren damit die Bewältigung des Erziehungsalltags. Freunde oder Bekannte, die unangemeldet die Familie besuchen, weil sie es gewohnt waren, dass man dort ein offenes Ohr für sie hatte, stören mit ihrer Anwesenheit vielleicht eine gerade stillende Mutter.

Von entscheidender Bedeutung ist zudem, dass negative Einflüsse kompensiert werden können und damit alle Faktoren, die eine Ressource darstellen, eine besondere Berücksichtigung verdienen. Als Ressourcen im sozialen Nahfeld sind dabei all jene Verhaltensweisen anzusehen, die direkt oder mittelbar Eltern in der Erziehungssituation entlasten und unterstützen. Diese Ressourcen erweisen sich häufig als wichtige Grundlage für eine weitere Verbesserung der familiären Situation. Sind Ressourcen im sozialen Nahfeld in keiner Weise vorhanden, muss dies zum einen als ernst zu nehmender Risikofaktor beachtet und umgekehrt die Förderung eines sozialen Bezugsrahmens als ein Interventionsziel angesehen werden.

> Es gilt, soweit wie möglich, alle Personen, die einen Einfluss auf das Leben des Säuglings ausüben, zu beachten. Der Einfluss kann direkt erfolgen, dann verbringt die jeweilige Person Zeit mit dem Säugling. Häufiger erfolgt der Einfluss jedoch indirekt auf den Säugling, aber direkt auf die Eltern. Hierbei kann es sich um offenes Verhalten, aber auch um Erwartungen, Einstellungen und Meinungen handeln. Die einzelnen Einflüsse können zu inneren, aber auch zu interpersonellen Konflikten führen.

Die besondere Rolle der Herkunftsfamilie

Auch an dieser Stelle können die folgenden Fragen der Familienhebamme dazu dienen, ihre Informationen bezüglich der Herkunftsfamilie zu ordnen, oder eine Anregung darstellen, auf was noch geachtet werden kann.

- Wie setzen sich die Herkunftsfamilien der Eltern zusammen?
- Besteht Kontakt zu der jeweiligen Herkunftsfamilie?
- Wie intensiv ist der Kontakt zu der jeweiligen Herkunftsfamilie?
- Sind die Herkunftsfamilien in die Betreuung des Säuglings eingebunden?
- Werden Konflikte mit den Herkunftsfamilien thematisiert?
- Gibt es chronische Krankheiten oder Suchtleiden in den Herkunftsfamilien?

Zur Herkunftsfamilie werden zunächst die Eltern sowie Geschwister der Eltern des Säuglings gezählt. Eine Ausweitung auf die Großelterngeneration und eventuell darüber hinaus ist in manchen Fällen hilfreich. Den Herkunftsfamilien der Eltern kommt allein schon deshalb eine besondere Bedeutung zu, da eine Vielzahl physischer und psychischer Merkmale zumindest teilweise vererbt wird.

Neben diesen biologischen Grundlagen ist die familiäre Umwelt mit ihren zahlreichen Einflüssen eine so prägende Erfahrung, dass die Auseinandersetzung damit meist ein Leben lang andauert und gerade in der einschneidenden Phase der eigenen Elternschaft an Bedeutung gewinnt. Eltern haben in ihrer eigenen Erziehung erstmals ein Modell für „Muttersein" beziehungsweise „Vatersein" erhalten. Vielleicht gibt es manches, das sie genau so gut wie ihre Eltern machen wollen, und anderes, das sie in keinem Fall so machen wollen wie ihre Eltern. Gerade in Risikofamilien finden sich gehäuft Menschen, die bereits in ihrer Kindheit schwierige und belastende Erfahrungen gemacht haben.

Die Erinnerungen an die eigene Kindheit können eine wichtige Ressource im Alltag mit dem Säugling sein, sie können aber auch zu Belastung und Verunsicherung im Umgang mit dem Neugeborenen führen. Gerade dort, wo kein Kontakt zur Herkunftsfamilie besteht und damit oberflächlich die Auseinandersetzung beendet erscheint, stehen häufig konfliktreiche Erfahrungen mit einem gewissen Risikopotenzial für die weitere Entwicklung dahinter.

Ein weiterer Zusammenhang, der hier kurz Erwähnung finden soll, ist das Konzept der Delegation. Vereinfacht gesagt handelt es sich dabei um die Erwartungen und Wünsche, die Eltern an ihre Kinder haben und die nicht selten auf diesen lasten.

Ein Beispiel dafür wäre der musikalische Vater, der sich für seine Tochter eine Karriere als Konzertmusikerin wünscht, diese seit ihrer Kindheit entsprechend fördert und der die Umsetzung dieses von ihm stammenden Lebensentwurfes von seiner Tochter einfordert. Auf diese Weise hat der Vater einen Lebensentwurf, den er selbst vielleicht für sich gewünscht hätte, an die Tochter delegiert. Die Inhalte von Delegationen können sehr vielfältig sein und ergeben sich häufig aus der Familiengeschichte. In der Arbeit als Familienhebamme kann es sinnvoll sein, darauf zu achten, wie die Herkunftsfamilie sich gegenüber dem Lebensentwurf der jetzigen Eltern positioniert, insbesondere welche Haltung sie gegenüber deren Elternsein einnimmt. Unerfüllte familiäre Delegationen können auch die Quelle eines inneren Konfliktes sein.

Wenn Kontakt zu den Herkunftsfamilien besteht, sind die Auseinandersetzungen wesentlich davon bestimmt, in wie weit es den Eltern gelingt, die eigene Erziehungssituation als ihr primäres Kompetenzfeld zu etablieren. Hier geht es darum, sich gegenüber den vielen gut gemeinten Ratschlägen abgrenzen zu können und auf sein eigenes Urteilsvermögen vertrauen zu lernen. Abgrenzung als Familie gegenüber anderen, auch gegenüber den Herkunftsfamilien, ist eine der wichtigen Leistungen in dieser Lebensphase.

In diesem Zusammenhang ist die oben vorgestellte Unterscheidung zwischen offenem Verhalten und Erwartungen, Meinungen, Einstellungen sowie zwischen direktem und indirektem Einfluss auf den Säugling sowie zwischen inneren Konflikten und interpersonellen Konflikten wieder sehr hilfreich.

Der Blick auf die Herkunftsfamilie ermöglicht zunächst das Erkennen potenzieller genetischer Risiken. Vor allem aber zeigen sich in den Entwicklungsbedingungen der jetzigen Eltern deren eigene erste Erfahrungen mit der mütterlichen und väterlichen Rolle. Offene Konflikte mit der Herkunftsfamilie, deren Beitrag zum Alltag des Säuglings, aber auch der Kontaktabbruch mit der Herkunftsfamilie, der häufig auf ein hohes Konfliktpotenzial verweist, verdienen eine besondere Beachtung, weil sie in der Regel hochwirksam die Erziehung des Kleinkindes mitbestimmen.

Das Genogramm – eine Möglichkeit zur Erfassung des sozialen Raumes

Die grafische Darstellung bietet einen schnellen Überblick über zum Teil komplizierte Familienverhältnisse. Zugleich ergeben sich Hinweise auf potenzielle Belastungsfaktoren.

Das Genogramm eignet sich gut zur Darstellung von Familienverhältnissen im Rahmen einer Fallbesprechung oder Supervision oder um für sich selbst Klarheit in Familienstrukturen zu bekommen.

Mit den Familien selbst sollte ein Genogramm nicht standardmäßig erstellt werden, da die Gefahr besteht, dass dabei tiefgreifende Konflikte sichtbar werden, deren Bearbeitung nicht in den Aufgabenbereich einer Familienhebamme fallen und welche die Familien zudem beschämen können. Es kann jedoch unter Umständen hilfreich sein, die Familienmitglieder gemeinsam grafisch zu erfassen, ohne die Beziehungsqualität dabei zu erfragen (siehe unten: „Der erste Schritt").

Der erste Schritt bei der Erstellung eines Genogramms ist die grafische Erfassung der Familienmitglieder und ihrer biologischen (Alter, Geburtsdatum, ggf. Todesdatum, Todesursache) und rechtlichen Beziehungen (Heirat, Trennung) zueinander. Hierzu dienen in der Regel die in Abbildung 1 dargestellten Symbole.

Soweit bekannt kann der Beruf mit eingetragen werden. Besondere Beachtung verdienen kritische Lebensereignisse wie Heirat, Trennungen, Scheidungen, Verluste, Erkrankungen, Todesfälle etc. Diese zusätzlichen Informationen können neben die Symbole, welche bestimmte Personen repräsentieren, notiert werden.

Zusätzlich kann, sofern bekannt, grafisch erfasst werden, wie die Beziehungen der dargestellten Personen zueinander waren beziehungsweise sind. In Abbildung 1 werden auch die Darstellungsmöglichkeiten für fünf grundlegende Beziehungsformen vorgestellt, die im Genogramm berücksichtigt werden können. Emotionale Nähe verweist auf ein enges und vertrauensvolles Verhältnis, in dem sich zwei Individuen gleichberechtigt gegenüberstehen, sich gegenseitig respektieren und in Krisen unterstützen. Mit Verschmelzung wird eine Beziehungsgestaltung umschrieben, in der die jeweilige Individualität der Beteiligten eingeschränkt ist. Wenn es dem Einen schlecht geht, geht es auch dem Anderen schlecht. Es wird auch auf Kosten der eigenen Bedürfnisse Rücksicht auf den Anderen genommen. Der Andere muss wichtige Entscheidungen mittragen.

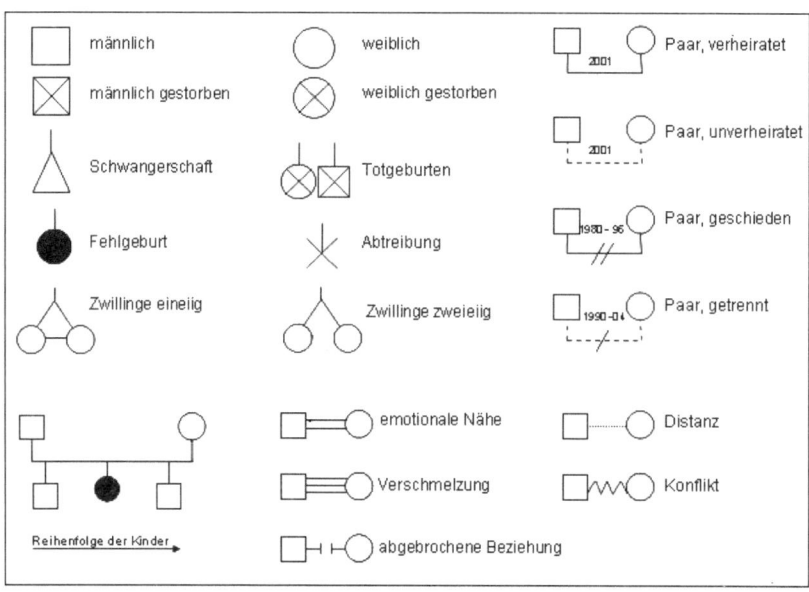

Abb. 1: Symbole für die Genogrammarbeit (nach McGoldrick & Gerson)

In einer abgebrochenen Beziehung findet keine Kommunikation zwischen den Personen mehr statt. Hier kann es sinnvoll sein, das Genogramm um den Grund des Beziehungsabbruchs zu ergänzen. Ähnliches gilt für eine distanzierte Beziehung. Hier findet nur wenig Kommunikation zwischen den Beteiligten statt. Konflikt verweist auf Auseinandersetzungen zwischen den Personen im Sinne des oben beschriebenen interpersonellen Konfliktes.

In der Regel findet sich auch eine Reihe von Mischformen der beschriebenen Beziehungen. Beispielsweise kann eine sehr enge Beziehung, in der eigene lebensbestimmende Entscheidungen („Soll ich nun L. heiraten?") vom Votum der Eltern abhängig gemacht werden (Verschmelzung), auch von massiven Konflikten („Die stellen sich immer gegen mich.") begleitet werden.

Die Symbole und deren grafische Anordnung bedürfen zwar etwas Übung, in der Regel wird die Erstellung des Genogramms jedoch schnell beherrscht.

> Die grafische Darstellung des Familiensystems vereinfacht die Erfassung der oftmals komplexen Zusammenhänge, zudem ergeben sich Hinweise auf potenzielle Konfliktfelder im familiären Umfeld.

87

Silke Borchardt

Wichtige Symptome und Hinweise auf körperliche und seelische Misshandlung und Vernachlässigung im Säuglingsalter

(mit einem Interview mit Beate Holstein)

In diesem Kapitel geht es um körperliche und psychische Symptome, welche bereits im Säuglingsalter zu finden sind und teilweise auch im Hinblick auf mögliche Misshandlungen und Vernachlässigungen aufmerksam machen sollten.

Da Säuglinge zwar von Geburt an erstaunliche Fähigkeiten mitbringen, sich in ihrer Befindlichkeit bemerkbar zu machen, jedoch in ihrer körperlichen und seelischen Entwicklung vergleichsweise noch wenig ausdifferenziert sind, dürfen wir nicht erwarten, in einer vermuteten (seelischen) Notlage die gleichen Symptome wie bei Kindern, Jugendlichen oder Erwachsenen zu finden.

Um ein Gefühl für einen Säugling in Not zu entwickeln, ist es wichtig, sich die Art und Weise anzuschauen, in der sich ein solch kleines Wesen normalerweise unter hinreichend günstigen Umständen bemerkbar macht. Dies leistet der erste Abschnitt des Kapitels. Unter weniger günstigen Umständen können sich beim Säugling Symptome entwickeln, die auf eine schwierige Eltern-Kind-Interaktion hinweisen, jedoch noch kein Anzeichen für körperliche oder seelische Misshandlung sein müssen. Hiermit befasst sich der zweite Abschnitt dieses Beitrags. Im dritten Abschnitt wird genauer auf jene körperlichen und psychischen Symptome eingegangen, die auf Misshandlung oder Vernachlässigung schließen lassen.

Wie machen sich Säuglinge normalerweise bemerkbar?

Von Geburt an verfügen Säuglinge über ein gewisses Repertoire an Fähigkeiten, ihre Befindlichkeit einem sozialen Gegenüber mitzuteilen. Hierbei handelt es sich beispielsweise um angeborene Affektmuster wie Interesse, Vergnügen, Ärger oder Ekel. Durch Aufnahme von Blickkontakt, Lächeln, Artikulationsbewegungen des Mundes und Erregung, wie zum Beispiel Entgegenstrecken der

Ärmchen und Untersuchen von Gegenständen, signalisiert der Säugling einen Zustand von Wachheit und Aufnahmebereitschaft. Umgekehrt werden Desinteresse beziehungsweise Erschöpfung signalisiert durch mangelnde Blickzuwendung bis Abwendung des Blickes, einen neutralen bis verdrießlichen Gesichtsausdruck, fehlende Vokalisationen, Schlaffheit oder Anspannung.

Ist ein Säugling überlastet, werden die Signale heftiger, was sich bis hin zum Schreien steigern kann. Diese eindrückliche Form der Kommunikation dient dem Säugling, sich seiner bedrohlichen, unerträglichen Gefühle zu entladen und hierbei von einer verständnisvollen Betreuungsperson im wahrsten Sinne des Wortes „gehalten" zu werden. Bei Müdigkeit gähnt ein Säugling in der Regel oder reibt sich die Augen. An dieser Stelle wären dann Ruhe und Reizreduktion angesagt (Gregor & Cierpka, 2004).

Ein Säugling verfügt bereits von Geburt an über die Möglichkeit, soziale Signale auszusenden, welche in ihrem Spektrum von Aufnahmebereitschaft über Desinteresse bis hin zu Überlastung und Müdigkeit reichen.

Welche Symptome können sich unter ungünstigen Bedingungen entwickeln?

Was geschieht, wenn die Kommunikation zwischen Eltern und ihrem Säugling an manchen Stellen beeinträchtigt ist oder sogar misslingt? Als Reaktion darauf können die im Folgenden genannten Symptombilder entstehen. Regulationsstörungen sind jedoch nicht in jedem Fall das Ergebnis einer missglückten Interaktion zwischen Eltern und Kind, sondern hängen auch stark mit den im Säugling angelegten Regulationsfähigkeiten zusammen. Mitunter ist eine beeinträchtigte Eltern-Kind-Beziehung auch Folge einer veranlagten Regulationsschwierigkeit des Säuglings.

Exzessives Schreien

Der Säugling schreit über mehr als drei Wochen an mehr als drei Tagen in der Woche und mehr als drei Stunden am Tag. Wesentlich ist hierbei allerdings die subjektiv empfundene Belastung der Pflegepersonen. Gerade das Schreien des eigenen, hilflosen Babys kann die Eltern mit Gefühlen von Wut, Hilflosigkeit oder gar Verzweiflung konfrontieren.

Fütterstörungen

Kurzfristige Unregelmäßigkeiten kommen bei jedem Säugling in diesem Bereich vor. Eine Fütterstörung liegt erst dann vor, wenn die Situation um das Füttern von den Beteiligten mehr als einen Monat lang als belastend empfunden wird. Dies kann beinhalten, dass die Mahlzeiten jeweils länger als 45 Minuten dauern, dass zwischen den Mahlzeiten weniger als zwei Stunden liegen oder dass beim älteren Säugling die Fütterung in einem unangemessenen Kontext (Fütterposition, Fütterzeit, Auswahl der akzeptierten Lebensmittel) stattfindet. Eine Fütterstörung kann sich bis zur Nahrungsverweigerung steigern und zur Gedeihstörung mit dauerhafter Schädigung der Körperfunktionen werden, wenn das Körpergewicht sinkt beziehungsweise konstant unter dem Normgewicht bleibt.

Schlafstörungen

Im ersten Lebenshalbjahr ist der Schlaf-Wach-Rhythmus noch nicht ausgereift. Eine Einschlafstörung liegt jedoch vor, wenn der Säugling auch nach sechs Monaten noch nicht gelernt hat, sich selbst zu beruhigen. In einem solchen Fall ist das Baby von elterlicher Hilfe abhängig, um in den Schlaf zu finden. Bei einer Durchschlafstörung wachen Säuglinge über mehrere Tage mehr als drei Mal in der Nacht auf und brauchen dann wieder längere Zeit (mehr als 20 Minuten), um mit Hilfe der Eltern erneut einzuschlafen.

Es gestaltet sich oftmals schwierig, ein übermüdetes und überreiztes Baby zu beruhigen. Häufig wird ein sensorischer Reiz als Hilfsmittel eingesetzt, der das Weinen unterbrechen soll. Hierdurch wird jedoch gleichzeitig das Nervensystem aktiviert und ein Schläfrigwerden unterbunden. So setzt sich ein Teufelskreis in Gang, der die Eltern in extrem belastende Erschöpfungszustände treiben kann.

Zudem kann die Trennung beim Einschlafen sowohl beim Säugling als auch bei den Eltern ehemals traumatisierende Trennungserfahrungen wiederbeleben, die einen gelassenen Umgang mit der Einschlafsituation erschweren (Berger, Freiberger, von Kalckreuth, Knott, Wiesler & Windaus, 2007).

Unter ungünstigen Umständen können sich die oben beschriebenen so genannten Regulationsstörungen beim Säugling entwickeln, sie werden aber nicht immer durch eine gestörte Eltern-Kind-Beziehung verursacht. Mitunter sind Regulationsstörungen auch Auslöser für eine Beeinträchtigung/Störung

13

der Eltern-Kind-Beziehung. Insbesondere das exzessive Schreien birgt die Gefahr, zum Ausgangspunkt von Misshandlungen durch extrem überforderte Eltern zu werden – ein Teufelskreis verfestigt sich.

Welche körperlichen und psychischen Symptome können als Hinweise auf Missbrauch oder Vernachlässigung gesehen werden?

Aus einem Teufelskreis, bestehend aus unzureichender Bindung, fehlendem Verständnis, permanenter Überforderung und Schuldgefühlen kann oftmals nur noch eine außen stehende Person heraushelfen.

Besonders gravierend und fatal wird die Situation für den Säugling, wenn er auf Bezugspersonen angewiesen ist, die in ihm abgelehnte Anteile ihrer Persönlichkeit überstark wahrnehmen und regelrecht bekämpfen. Dies kann in Extremfällen zu gravierenden Misshandlungen führen. In diesem Zusammenhang sind neben den Eltern auch sonstige Pflegepersonen zu nennen, welche den Säugling für die Befriedigung eigener, (zum Teil sexueller) Bedürfnisse missbrauchen können.

Das Erleiden solch extremer Situationen findet bei Säuglingen natürlich auf körperlicher und seelischer Ebene seinen Niederschlag. Das Erkennen erster Anzeichen bedarf eines ruhigen und von äußeren Beeinflussungen (beispielsweise von Seiten der Eltern) unabhängigen Blickes.

Am auffälligsten dürften zunächst die körperlichen Symptome sein:

● Für eine Misshandlung können blaue Flecken oder Striemen im Gesicht, an den Wangen oder um den Mund herum sprechen. Aber auch im Bauch- und Brustbereich sowie am Gesäß oder an der Rückseite der Oberschenkel;

● ebenso verdächtig sind blaue Flecken in verschiedenen Stadien, doppelseitige Lidhämatome, Brüche verschiedenen Alters in unterschiedlichen Heilungsstadien, Verbrennungen (häufig mit Zigaretten im Handteller oder unter der Fußsohle zugefügt) und Verbrühungen (Fachkundige können hier aus der Verteilung und dem Muster der Verbrühungen erschließen, ob der Säugling/das Kleinkind sich selbst verbrüht hat);

● Achtung: Bei einem Hämatom des Schädeldaches sollten Sie stets auch an eine mögliche Schädelfraktur denken.

Speziell in der Mundregion können sich Misshandlungen zeigen, wenn der Säugling gewaltsam zum Schweigen gebracht oder gewaltsam gefüttert wurde. Achten Sie hier auf:

- Verbrennungen der Mundschleimhaut (z.B. durch zu heiße Nahrung);
- Riss des oberen Lippen-Bändchens;
- Platzwunden an den Lippen.

Anzeichen für sexuellen Missbrauch können sein:
- Verletzungen der äußeren Geschlechtsorgane, Damm, Anus und eventuell auch des Mundes;
- Geschlechtskrankheiten;
- direkter Nachweis von Spermien
  (Bundesministerium für Jugend, Familie und Gesundheit, 1979).

Ein weiteres mögliches Phänomen ist das Stellvertretende Münchhausen-Syndrom. Dieses Syndrom stellt eine Sonderform der Kindesmisshandlung dar. Eltern täuschen Krankheitssymptome ihres Säuglings so lange und in solchem Ausmaß vor, bis es von ärztlicher Seite zu unnötigen bis schwerwiegenden Interventionen kommt. Beispielsweise könnten Eltern von sich wiederholenden, nicht objektivierbaren Krampfanfällen berichten. Eine Ursache für das stellvertretende Münchhausen-Syndrom ist in einer schweren seelischen Störung der Eltern zu sehen, die auf diesem indirekten Wege versuchen, sich über ihr Baby ärztliche und therapeutische Zuwendung zu sichern. In einer direkten und offenen Weise sind solche Eltern paradoxerweise nicht in der Lage, Hilfe für sich selbst zu suchen.

Man sollte auch auf psychische Symptome achten. Säuglinge sind sehr empfindsam und feinfühlig. Durch ihr bedingungsloses Angewiesensein auf ihre Bezugspersonen sind sie ihrer Umgebung zugleich auch schutzlos ausgeliefert. Sie reagieren sehr sensibel auf kleinste Veränderungen und Schwingungen ihres psychosozialen Umfeldes. Negative Erlebnisse wirken sich umso gravierender für Säuglinge und Kleinstkinder aus, da sie noch nicht in der Lage sind, Erlebnisinhalte in Form von gedanklichen Erinnerungen abzuspeichern. Erlebtes kann nur körpernah und somit unverständlich und bedrohlich seinen Niederschlag im noch unausgereiften Gedächtnis des Säuglings finden, was den Zugang für eine Verarbeitung im Nachhinein erschwert.

13

Worauf sollte man besonders achten, um Anzeichen von Misshandlung und Vernachlässigung auf psychischer Ebene zu erkennen? Die betroffenen Säuglinge

- zeigen eine ungewöhnliche Aufmerksamkeitszuwendung bei gleichzeitiger Verminderung von Lächeln und Vokalisation (sog. „gefrorene Aufmerksamkeit");
- wirken sehr leicht irritierbar;
- zeigen keine ängstlichen Reaktionen beim Verlassenwerden durch die Bezugsperson;
- zeigen kein Fremdeln Unbekannten gegenüber;
- wirken insgesamt apathisch.

Welche seelischen Misshandlungsformen gibt es? Das stille Elend emotional vernachlässigter Säuglinge wird oft lange Zeit nicht sichtbar. Fehlen hinreichende Ansprache und Erreichbarkeit durch die Bezugspersonen, so zieht sich ein Säugling passiv zurück, was frühe Entwicklungsstörungen zur Folge hat. Nach außen hin wirken diese Säuglinge zunächst (zu) ruhig, scheinbar pflegeleicht, ernst bis depressiv.

Eine seelische Form von Misshandlung sind auch Bedrohungen, Beschimpfungen, Demütigungen und verbale und gestische Grausamkeiten jeglicher Art, welche den Säugling überfordern, ängstigen oder ihm ein Gefühl der eigenen Wertlosigkeit vermitteln. Zur psychischen Misshandlung zählt auch, wenn Säuglinge häufig elterlichen Partnerschaftskonflikten ausgesetzt sind, besonders wenn diese mit Gewalt einhergehen.

> Es gibt Misshandlungen körperlicher und seelischer Art, welche sowohl in körperlichen als auch in seelischen Symptomen ihren Niederschlag bei Säuglingen finden können.

An welcher Stelle kann eine generationsübergreifende Weitergabe von Misshandlungen unterbrochen werden?

Teilweise sind misshandelnde Eltern selbst ehemalige Opfer von Misshandlungen. Bereits die Begegnung mit kleinen Kindern vermag bei Erwachsenen, die sich ihres eigenen tragischen Schicksals nicht in ausreichendem Maße bewusst werden konnten, überstarke Gefühle von Neid und Hass hervorzurufen. So ist bei misshandelnden Erwachsenen ein Vergleich mit der eigenen frühen Kindheit nur in den seltensten Fällen dem Bewusstsein zugänglich.

Ein Durchbrechen dieses Teufelskreises ist umso eher möglich, wenn betroffene Erwachsene mit ihren schmerzlichen Gefühlen aus der Kindheit in Kontakt sind, sich an ihre Wut, ihren Hass, ihre Demütigung, Hilflosigkeit und Verlassenheit erinnern und einen Umgang mit diesen dramatischen Erinnerungen finden. Hierbei ist oftmals eine psychotherapeutische Begleitung vonnöten. Eine Bagatellisierung des Erlittenen und der damit verbundenen Gefühle birgt die Gefahr einer Weitergabe der Erlebnisse zu einem späteren Zeitpunkt im Leben.

An dieser Stelle soll jedoch ausdrücklich betont werden, dass Eltern, die in ihrer Kindheit misshandelt wurden, nicht automatisch und zwangsläufig selbst zu Misshandelnden werden!

Wohin kann sich eine Familienhebamme beim Verdacht auf Misshandlung oder Vernachlässigung wenden?

Bei Verdacht auf Misshandlung oder Vernachlässigung besteht die Möglichkeit, sich an den Allgemeinen Sozialen Dienst des Jugendamtes zu wenden. In diesem Rahmen besteht auch die Möglichkeit einer anonymen Fallbesprechung, solange sich die Verdachtsmomente nicht weiter erhärten.

13

AUSZÜGE AUS EINEM INTERVIEW MIT BEATE HOLSTEIN
BEREICHSLEITERIN DES ALLGEMEINEN SOZIALEN DIENSTES (ASD) DES LANDKREISES OFFENBACH

(Das Interview führte Silke Borchardt.)

Frau Holstein, Sie haben seit insgesamt 32 Jahren Berufserfahrung im ASD. Seit 15 Jahren sind Sie Bereichsleiterin. Gibt es einen Satz, mit welchem Sie Ihre Arbeit spontan charakterisieren würden?

Ja, wir müssen stets die Kinder, die wir heute versorgen, als die Eltern von morgen sehen. Aber wir dürfen auch nicht vergessen, dass die heutigen Eltern einst Kinder waren. Es ist wichtig, sich einen Blick auf das Ganze zu bewahren.

Wo müssen wir ganz besonders schauen?

Ganz besonders schauen müssen wir bei Säuglingen. Die sind am anfälligsten und können sich noch nicht so gezielt und differenziert äußern wie ältere Kinder. Die Säuglinge benötigen von vornherein einen viel intensiveren und fürsorglicheren Blick von professioneller Seite.

Auf was muss man da alles achten?

Zeichen von Vernachlässigung und Misshandlung lassen sich nicht immer und nicht ausschließlich nur an den Säuglingen ablesen. Wichtig ist auch, den Zustand der Wohnung mit in Betracht zu ziehen. Ist beispielsweise der Schlafbereich des Säuglings liebevoll hergerichtet oder gleicht das Ganze einer Rumpelkammer? Wie ist der Pflegezustand des Säuglings? Wird er in regelmäßigen Abständen gewaschen und frisch angezogen?

Die Art und Weise, in der Eltern ihr Kind „betten", kann auch schon etwas über die Art und Weise der Beziehung der Eltern zu ihrem Kind aussagen. Ist der Säugling bei ständig wechselnden Personen untergebracht oder wird er gar stundenweise ganz alleine gelassen? Hier können auch Hinweise aus der Nachbarschaft sehr nützlich sein.

Bei welchen Anzeichen von Gefährdung würden Sie umgehend handeln?

Wenn ein Kind unterernährt ist, wenn es blaue Flecken hat, wenn es allein gelassen wird, wenn es tagelang im verdunkelten Raum ist – wenn es im medizinischen Sinn in einem ganz unguten Zustand ist, dann muss man nicht mehr lange unterscheiden, dann muss man alles tun, um dem Kind sofort zu helfen. Das kann manchmal eine sofortige Inobhutnahme durch den ASD sein. Manchmal geht es gerade noch mit sofortigem Einsatz einer Familienhelferin mit hohen Stundenzahlen.

Welches ist für Sie ein unübersehbares Alarmsignal von Elternseite?

Wenn eine Mutter zum Beispiel immer wieder sagt: „Ich kann das Kind nicht ertragen. Ich kann es nicht aushalten, dass das Kind alle paar Stunden etwas zu essen haben will, ich will wieder meine Freiheit. Es macht mich fertig mit seinen ständigen Ansprüchen und Anforderungen." Dann muss man eingreifen, und sei es, dass dieser Frau eine ambulante Hilfe angeboten wird.

Was würden Sie unseren Familienhebammen raten, die die Familien zuhause aufsuchen und dort Hilfe anbieten?

Ich denke, je näher Professionelle, also auch Familienhebammen, mit einer Familie zusammenarbeiten, desto eher besteht die Gefahr einer Verstrickung und Vereinnahmung. Dies bringt die Nähe des Kontakts mit sich. Wichtig ist jedoch, in der eigenen Wahrnehmung unabhängig zu bleiben und sich nicht dazu verleiten zu lassen, eine Koalition mit den Eltern zu schließen.

Was kann aus Ihrer Erfahrung heraus helfen?

Teamarbeit und Supervision sind ganz wichtig. Dort gibt es Möglichkeiten zur Diskussion und Feedback. Es ist kein guter Weg, wenn man zu sehr von Rettungsfantasien getragen ist. Diese können dazu führen, dass man die Eltern auch einseitig einschätzt oder zu sehr agiert vor Gericht oder auch den Eltern gegenüber. Es ist also ganz wichtig, aus diesen normalen Gefühlen wieder etwas rauszugehen und sein professionelles Vorgehen und Handeln zu planen. Andererseits habe ich auch schon Fachkräfte gesehen, die zu wenig Gefühle an sich heranlassen, was auch nicht gut ist: Wer sich mit Kindern gar nicht identifizieren kann und nur ganz pragmatisch die Elternebene sieht, der läuft auch Gefahr, dass er vieles bei den Kindern übersieht. Man sollte die eigenen Gefühle als Impuls verstehen, aber nicht als handlungsleitend.

Zeichen von Vernachlässigung und Misshandlung lassen sich nicht immer und nicht ausschließlich nur an den Säuglingen ablesen. Wichtige Hinweise können auch der Zustand der Wohnung sein sowie Verhaltensweisen und Äußerungen der Eltern zum Beispiel hinsichtlich einer Überforderung oder seelischen Krise.

13

Monika Abels und Andreas Eickhorst

Kulturspezifische Wertvorstellungen und Umgangsweisen mit Säuglingen

Familienhebammen treffen häufig auf Familien oder Familienmitglieder, die aus anderen Kulturen stammen. Diese Familien stellen oft andere Anforderungen an die Betreuung als deutsche Familien. Diese An- und auch Herausforderungen beruhen weniger auf spezifischen Risiken oder Gefährdungslagen jener Familien als vielmehr auf ganz basalen Schwierigkeiten in der Passung unterschiedlicher kultureller Werte und Grundhaltungen sowie den daraus resultierenden Verhaltensweisen im Umgang mit den Kindern.

Dieses Kapitel soll helfen, den Blick für diese Unterschiede, ihre Grundlagen und einen möglichen Umgang damit zu schärfen. Konkrete Erfahrungen einer türkischen Familienhebamme runden das Kapitel ab.

14

Entwicklung und Kultur

In verschiedenen Kulturen (besser: kulturellen Kontexten oder kulturellen Umgebungen) machen die Kinder schon sehr früh unterschiedliche Erfahrungen mit ihrer sozialen Umwelt. Neben den angeborenen (universellen) Merkmalen des Säuglings, die zur Sicherstellung seiner Versorgung dienen (z.B. das Kindchenschema oder das Bindungsverhalten), gibt es entsprechende universelle Verhaltenskompetenzen auf Seiten der Bezugspersonen (die intuitiven elterlichen Kompetenzen). Dabei ist es natürlich für alle Eltern in allen Umgebungen wichtig, das Überleben ihres Kindes zu sichern.

Besonders wichtig ist aber auch, dass ihr Kind sich später als kompetenter Erwachsener in seinem Umfeld behaupten kann. Nun unterscheiden sich allerdings Eltern stark darin, was sie als „kompetentes Erwachsenenverhalten" ansehen und welche Ziele sie für die Entwicklung ihres Kindes als wünschenswert betrachten. Das führt zu Unterschieden im Umgang mit den Säuglingen, was wiederum mit den jeweiligen Vorstellungen über Entwicklung, den Erziehungszielen, aber auch mit Faktoren wie Bildung und sozio-ökonomischen Lebensumständen der Eltern zusammenhängt. Dabei etablieren sich solche

Erziehungsideen und ein solches Erziehungsverhalten, das die Kinder auf genau diejenige Umwelt vorbereitet, in der sie aufwachsen.

Eine zur Betrachtung von kulturellen Gemeinschaften sehr hilfreiche Unterscheidung ist die folgende entlang zweier voneinander unabhängiger Dimensionen: zum einen die Relationalität, also die Nähe und Distanz zwischen Personen, und zum anderen die Autonomie, das meint selbstbestimmte gegenüber gemeinschaftlich getroffenen Entscheidungen. Dabei lassen sich nahezu unendlich viele unterschiedliche Ausprägungen und Zusammenstetzungen hinsichtlich der Orientierung anhand dieser beiden Dimensionen finden. Hier sollen nun etwas vereinfacht zwei wichtige Prototypen näher dargestellt werden: das independente („unabhängige") und das interdependente („gemeinschaftsbezogene") Muster.

Das independente (unabhängige) Muster zeichnet sich durch die Betonung von Selbstständigkeit und Distanz zwischen den einzelnen Mitgliedern einer Familie aus; hingegen liegt in interdependenten (gemeinschaftsbezogenen) Familien der Focus auf Verbundenheit und Gemeinschaftlichkeit.

Dabei gibt es auch Mischformen zwischen beiden Mustern. Diese findet man vor allem in den sich rasch entwickelnden Großstädten der Schwellenländer, in welchen sich modernes Wirtschaftsleben entwickelt. Die Familien stehen dort vor der Herausforderung, traditionelle Werte wie familiäre Verbundenheit mit Autonomieforderungen der Ausbildungs- und Berufswelt zu vereinbaren. So kann es etwa bei Frauen aus der städtischen Mittelschicht Indiens vorkommen, dass sie großen Wert auf Bildungserfolge ihrer Kinder legen (gute Schulleistungen) – sie aber gleichzeitig noch im Alter von zehn Jahren füttern.

Auch viele Familien mit einem Migrationshintergrund aus traditionellen Gesellschaften werden in Deutschland mit ähnlichen Herausforderungen konfrontiert.

Das „unabhängige" Muster

In industrialisierten städtischen Gemeinschaften, die sich durch einen vergleichsweise hohen ökonomischen Status und guten Zugang zu Bildung auszeichnen, liegt der Erziehungsfokus auf Autonomie. Dies führt zu dem wichtigen Kennzeichen, dass Säuglinge hier bereits als selbstständig Handelnde erlebt werden – mit eigenem Willen, eigenen Vorlieben und Abneigungen. Für deutsche Mütter ist es durchaus üblich, schon über drei Monate alte Babys zu sagen: „sie *merken*, dass die Eltern da sind" oder „jede neue Fähigkeit *begeistert* ihn".

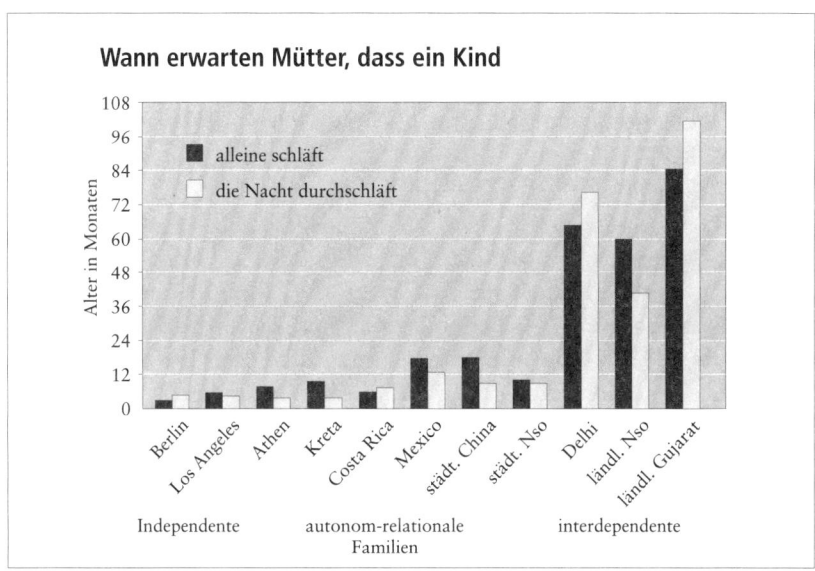

Abb.1: Erwartetes Alter, in dem ein Kind alleine die Nacht durchschlafen kann
(Nso = Volksgruppe in Kamerun; Gujarat = Bundesstaat in Indien)

Dic Beziehung wird früh als Dialog zwischen gleichrangigen Partnern betrachtet. Die Eltern stellen Fragen und gewähren auch Pausen, in denen sich der Säugling einbringen kann. Diese dialogartigen Interaktionen finden gewöhnlich im gegenseitigen Blickkontakt statt, in welchem die Eltern prompt auf das Kind reagieren können. Solche dialogischen Phasen wechseln sich mit Phasen ab, in denen das Kind alleine ist. Dazu passt, dass es vielen independenten Eltern wichtig ist, dass ihr Kind lernt, sich alleine zu beschäftigen. So erwarten die Mütter auch, dass sich Säuglinge bereits im Alter von zweieinhalb Monaten für Objekte (Spielzeug etc.) interessieren.

Das Schlafverhalten ist ebenfalls ein wichtiger Bereich. Es wird schon früh ein eigenes Bettchen für den Säugling empfohlen. Das Kind im Elternbett schlafen zu lassen, wird eher als Ausnahme toleriert. Diese Ablehnung des Zusammenschlafens wird vor allem mit der Gefahr eines plötzlichen Kindstods begründet oder der Sorge, eine schwer veränderbare Gewohnheit zu etablieren. Alleiniges Schlafen wird von Eltern oft als positiv für die Entwicklung von Selbstständigkeit gesehen. So ist auch nicht verwunderlich, dass Mütter in einer deutschen Untersuchung angeben, ein Kind könne mit durchschnittlich 2,8

Monaten alleine schlafen. Oft besteht die Erwartung, dass ein Kind innerhalb des ersten halben Jahres lernt, sich selbst zu regulieren und allein im eigenen Bett einzuschlafen. Wenn Eltern das nicht wollen oder deren Kindern das nicht gelingt, haben sie häufig einen schweren Stand.

Das „gemeinschaftsbezogene" Muster

Die Interdependenz wird vor allem in traditionellen Gesellschaften gefördert. In diesen Gemeinschaften sind die Mitglieder stärker auf Kooperation angewiesen, um überleben zu können. Dabei werden Kinder von Anfang an in die alltäglichen Prozesse von Pflege und Versorgung mit eingebunden. Die Bezugsperson teilt dabei ihre Aufmerksamkeit zwischen dem Kind und anderen Aktivitäten. Eine Regulierung der Zustände des Kindes durch die Mutter geschieht – anders als beim independenten Muster – häufig durch Körperkontakt oder auch körperliche Stimulation (Hin- und Herwiegen, Massagen, Hochwerfen ...) des Säuglings; die visuelle Aufmerksamkeit bleibt dabei häufig auf andere Aufgaben gerichtet. Die Beaufsichtigung der Kinder verteilt sich in diesen Kontexten auf viele Personen. Dies führt dazu, dass – im deutlichen Kontrast zum oben vorgestellten independenten, unabhängigen Muster – das Kind schon früh in seinem Leben erfährt, dass es nicht im Zentrum der Aufmerksamkeit steht, sondern Teil einer Gruppe ist.

Oft findet bereits früh ein motorisches Training statt. Dabei werden zum Beispiel das Sitzen oder Stehen des Kindes gefördert. In diesen Kontexten besteht nicht die Erwartung, dass ein Säugling alleine schläft oder die Nacht durchschläft. Mütter aus dem ländlichen indischen Gujarat erwarten dies beispielsweise erst mit circa sieben Jahren (siehe Abb. 1). Daraus folgt nicht zwingend, dass die Kinder bis dahin bei den Eltern schlafen; das kann auch im Bett von Großeltern oder Geschwistern geschehen. Dies führt allerdings nicht zu weniger Selbstständigkeit, denn die stets vorhandene Konzentration auf die Bedürfnisse der Familie und Gemeinschaft bedeutet ebenso, dass bereits kleine Kinder gewisse Aufgaben in der Gesellschaft erledigen, auf Geschwister aufpassen oder im Haushalt zur Hand gehen.

Es sollte noch angemerkt werden, dass sich gemeinschaftsbezogene Muster nicht nur in fernen Ländern wie Indien oder Afrika finden, sondern auch bei Menschen aus europäischen Kulturen; zum Beispiel türkische oder griechische Eltern (insbesondere in ländlichen Gegenden) haben sicherlich mehr interdependente Merkmale als etwa skandinavische oder deutsche Eltern. Aber auch in Deutschland verhalten sich Eltern nicht nur independent, sondern legen

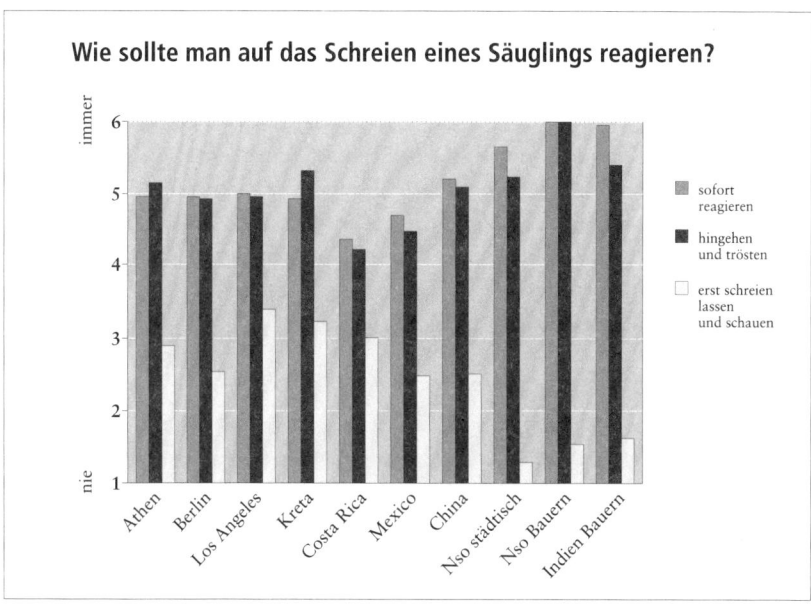

Abb. 2: Reaktionen auf Säuglingsschreien in verschiedenen Kulturen (Nso = Volksgruppe in Kamerun)

hier ihren Schwerpunkt und haben gleichzeitig bestimmte Bereiche, in denen die Gemeinschaftlichkeit eine große Rolle spielt.

Beispiel: Das Schreiverhalten

Das Schreien kann als universelles Verhalten von Säuglingen verstanden werden. Das Kind schreit bei Hunger, Schmerzen oder Bedrohungen, was sein Überleben sichert. Entsprechend wird kulturübergreifend kindliches Schreien meistens als ein Signal von Hunger gewertet. Mütter in verschiedenen kulturellen Kontexten finden, dass man so gut wie immer die durch Schreien ausgedrückten Bedürfnisse des Kindes befriedigen sollte. Allerdings gibt es Unterschiede darin, welche weiteren Reaktionen auf das Schreien von ihnen beschrieben werden. Vor allem bei der Frage, wie lange man Kinder schreien lassen sollte, weichen die Meinungen von Müttern aus unterschiedlichen Kulturen voneinander ab (siehe Abb. 2).

Es konnte gezeigt werden, dass Kinder in unterschiedlichen kulturellen Kontexten auch unterschiedlich viel schreien oder weinen. Ein (nicht ganz alltägliches) Beispiel sind Mütter aus dem ländlichen Teil Kameruns, welche meist sofort mit Stillen auf kindliches Schreien reagieren, manchmal bereits

103

vorbeugend. Eine derartige Einstellung ist vor allem dann sinnvoll, wenn das Überleben der Kinder stark gefährdet ist. Wenn hingegen die Bezugspersonen relativ sicher sein können, dass das Überleben des Säuglings sichergestellt ist (aufgrund geringer Kindersterblichkeit, wie in der städtischen Mittelschicht in Berlin), können sie entspannter mit dem Schreien umgehen. Das Kind kann die Chance bekommen, sich selbst auszudrücken und zu regulieren. Da in vielen kulturellen Gemeinschaften größere Familienverbände zusammenleben, verteilt sich auch die Pflege von Kleinkindern auf mehrere Schultern. Das kann entlastend für die Mutter wirken, die in westlichen Kontexten oft eine sehr große Verantwortung für den Säugling hat.

Was bedeutet das für die Arbeit mit diesen Familien?

Aus dem oben Gesagten ergibt sich, dass Familien beim Umgang mit Säuglingen sehr unterschiedlichen, aber jeweils an die kulturellen Kontexte angepassten Mustern folgen, die in Zusammenhang mit den jeweiligen sozio-ökonomischen Bedingungen und Selbstwahrnehmungen stehen. Diese Muster mögen in jeweils anderen kulturellen Umgebungen möglicherweise seltsam erscheinen (z.B. das in Deutschland übliche Ablegen der Babys in eigenen Bettchen oder langes Stillen mit viel Körperkontakt in weiten Teilen der „nicht-westlichen" Welt). Aber: alle diese Muster machen vor dem Hintergrund ihrer kulturellen Entstehung und Anpassung einen großen Sinn. Und: alle diese Kinder entwickeln sich in der Regel zu gesunden und an ihre Kultur angepassten Erwachsenen!

Das führt uns zu der sehr wichtigen Einsicht, dass man nicht annehmen kann und sollte, dass es nur eine einzige richtige Art gibt, mit Kindern umzugehen. Diese Einsicht und das zugrunde liegende Wissen um mögliche Gründe und Ausprägungen verschiedener Umgangsweisen und Wertmaßstäbe erleichtern eine Haltung von Toleranz und Offenheit gegenüber Familien verschiedenster kultureller Lebensformen.

Daraus ergibt sich in Konsequenz, dass in der Arbeit mit Familien aus unterschiedlichen kulturellen Kontexten nicht automatisch der Referenzrahmen der Hebamme beziehungsweise ihres Kulturkreises angewandt werden kann. Stattdessen sollte eine auch für andere Lebensweisen offene Haltung an den Tag gelegt werden, aus der heraus mit den Familienmitgliedern gemeinsam erarbeitet werden kann, was sie sich für Kind und Eltern vorstellen und wie sie dies erreichen können und wollen.

Die zugrunde liegenden Vorstellungen und Werthaltungen der Herkunftskultur sollten nicht nur berücksichtigt werden, sondern es muss auch thematisiert werden, wie dieses für die Eltern so mit ihrem kulturellen Wohnumfeld verbunden werden kann, dass das gemeinsame Wohlbefinden aller Familienmitglieder sichergestellt wird. Es ist wichtig, möglichst alle Familienmitglieder in den Prozess mit einzubeziehen, welche für das Kind wichtig sind, also neben den Vätern und Geschwisterkindern unter Umständen auch Tanten oder Großeltern, welche alle verschiedene Eigenheiten mitbringen, die berücksichtigt werden sollten (vgl. beispielsweise die Aussage einer deutschen Familienhebamme zum Umgang mit türkischen Familien[8]: „Der Umgang mit den Männern ist mitunter schwierig, die stellen sich oft vor die Frau, reden viel, und ja die Frau kommt dann oft zu kurz, habe ich das Gefühl."[9]).

Auch in bikulturellen Familien kann es zu Konflikten kommen. Wenn es etwa einem Partner wichtig ist, dem Kind die Möglichkeit zu geben, seine negativen Emotionen selbst zu regulieren, der andere dies aber fast als Vernachlässigung ansieht, sind Konflikte vorprogrammiert. Wichtig ist auch hier, mit den Eltern den gemeinsamen Austausch über die unterschiedlichen Sichtweisen zu suchen. Dem sollte eine prinzipielle Akzeptanz der unterschiedlichen Wege zugrunde liegen, welche die Basis für eine gemeinsame Strategie bilden kann, mit der sich beide Eltern einverstanden erklären sowie wohlfühlen können.

14

WAS SOLLTE EINE FAMILIENHEBAMME IM UMGANG MIT FAMILIEN AUS ANDEREN KULTURELLEN KONTEXTEN BEACHTEN?

- Sensibel für den spezifischen kulturellen Hintergrund sein, zum Beispiel für unterschiedliche (independente und interdependente) Selbstkonzepte;
- offen auf die Familie zugehen, auch bei ungewohnten Eindrücken;
- sich über die Möglichkeit und Folgen potenziell unterschiedlicher Werte und Ansichten im Klaren sein;
- sich über diese Werte informieren, im Vorfeld oder bei der Familie selber;
- mit der Familie ihre Zugehörigkeit zu verschiedenen kulturellen Kontexten diskutieren und gemeinsam einen guten Weg des miteinander Arbeitens finden;
- Familienmitglieder, die für das Aufwachsen des Kindes wichtig sind, mit einbeziehen.

---

8 Auszug aus einem Interview mit der Familienhebamme Annette Siegler, Projekt „Keiner fällt durchs Netz", Kreis Bergstraße, Hessen
9 Siehe für die besondere Rolle von Vätern in türkischen Migrantenfamilien zum Beispiel Tunç, 2006

ERFAHRUNGEN UND EINDRÜCKE EINER TÜRKISCHEN FAMILIENHEBAMME IN DEUTSCHLAND:

Im Folgenden werden zur Illustrierung der Aussagen dieses Kapitels Auszüge eines Interviews wiedergegeben, das mit der im Landkreis Bergstraße im Projekt „Keiner fällt durchs Netz" tätigen türkischstämmigen Familienhebamme Nimet Canpolat geführt wurde[10]. Das Thema sind ihre Erfahrungen als Hebamme im Spannungsfeld der Kulturen.

Frau Canpolat, gibt es Unterschiede in der Arbeit mit deutschen und ausländischen Frauen?

Die ausländischen Frauen sind ein bisschen anhänglicher und ein bisschen mehr offen als die deutschen. Sie freuen sich einfach, dass ich sie betreue und sind offen, sie erzählen alles, auch ihre Geheimnisse.

Gibt es auch Sachen, die schwierig sind?

Manchmal sind sie nicht ganz ehrlich zu mir, haben eher Vertrauen zur Schwägerin oder Schwiegermutter. Das muss ich einfach akzeptieren.

Haben die Väter dort eine andere Rolle als in deutschen Familien?

Ja. Ich bin seit 25 Jahren Hebamme, und vor zwanzig Jahren haben die Männer eine andere Rolle gehabt als jetzt, aber die jetzigen türkischen Männer sind genauso wie die europäischen Männer, sie beteiligen sich auch bei der Pflege und der Erziehung. Und die Männer von den Frauen, die hier geboren sind oder hier groß geworden sind, müssen im Wochenbett sogar mehr machen als die Frauen. Die machen alles, die pflegen, wechseln Windeln, gehen einkaufen. Also die versuchen, dass die Frauen sich schonen im Wochenbett.

Ist das früher anders gewesen?

Natürlich war das anders, das war eine selbstverständliche Arbeit für die Frauen gewesen. Sie wurden schwanger, mussten gebären, hatten sich und die Familie und oft noch ihre Männern zu pflegen, da war die Hauptaufgabe einer Frau noch anders gewesen.

Können Sie sich vorstellen, womit deutsche Hebammen zum Beispiel in türkischen Familien vielleicht Schwierigkeiten haben?

Ich denke schon, dass sie nicht immer, aber schon auch Probleme haben. Was ich von türkischen Patientinnen höre, die sagen, die deutschen Hebammen würden sie nicht verstehen. Das höre ich fast von jeder zweiten Frau hier: Die deutschen Hebammen können uns nicht verstehen. Die türkischen Frauen gehen ganz anders mit mir um, die duzen mich sofort, umarmen und küssen mich. Sie kochen Tee für mich, obwohl ich dagegen bin.

---

10 Das Interview führte Daniel Nakhla.

Was können die deutschen Hebammen denn schwer verstehen, den kulturellem Hintergrund?

Ich denke schon, dass der kulturelle Hintergrund eine Rolle spielt, zum Beispiel die Rolle der Frau in der Familie, die Tradition und auch Pflichten, welche die deutschen Hebammen nicht verstehen. Ich verstehe die Tradition und den Hintergrund.

Gibt es auffällige Unterschiede bei türkischen Eltern mit ihren Säuglingen, dass etwas anders ist als bei den deutschen?

Ich finde, die türkischen Patientinnen haben mehr Körperkontakt zu ihren Kindern als die deutschen, aber die deutschen Familien haben sich in den letzten Jahren auch geändert, sie haben erst furchtbar Angst gehabt vor dem Verwöhnen, jetzt haben sie weniger Angst davor. Die türkischen Frauen haben keine Angst, für sie ist das eine selbstverständliche Sache: Das Kind wird geboren, das Kind kann bei der Mutter schlafen, und die Mütter lassen das Kind nicht so lang schreien, aber einige können nicht unterscheiden zwischen Schreien und Quengeln und nehmen das Kind schnell auf den Arm.

Unterscheiden sich die türkischen Säuglinge in ihrem Verhalten von den deutschen Säuglingen?

Ja, das ist mir aufgefallen, bei den deutschen Kindern gibt es sehr oft Koliken, angebliche Koliken. Am Anfang haben die deutschen Babys mehr, dann wird es besser, aber bei den Türken sind die Kinder am Anfang ruhiger und schlafen besser, die Kinder entwickeln sich später anders und werden ein bisschen dickköpfiger, wenn das Kind ein paar Monate oder ein Jahr alt ist. Die deutschen Kinder hören in dem Alter besser nach meinen Beobachtungen.

14

Betreuen Sie auch Frauen aus anderen Ländern als aus der Türkei und ist die Arbeit dort leichter oder schwieriger oder können Sie manches übertragen?

Also, bei den anderen ausländischen Patientinnen halte ich es auch so wie mit den türkischen. Es gibt für mich da keinen Unterschied, ich hab auch Familien aus Äthiopien, die ihre Kinder anders baden. Ich finde alles in Ordnung, man muss ihre Hintergründe akzeptieren. Wir unterhalten uns oft über Religion, Tradition und Sitten, damit ich die Frauen besser verstehe. Ich bin da auch neugierig. Vielleicht gehe ich auch anders mit ihnen um, mit mir lachen sie einfach und erzählen mir viel.

Würden Sie deutschen Hebammen etwas zum Thema ausländische Frauen mit auf den Weg geben wollen?

Oft interpretieren die deutschen Hebammen vieles ganz anders, als die Frauen es gemeint haben. Die Frauen beschweren sich dann bei mir, dass die Hebammen sie falsch verstehen. Zum Beispiel wenn eine Patientin die Hebamme sofort duzt, heißt das nicht, dass sie sie verachtet. Sie kennt es einfach nicht anders. Dann sollte die deutsche Hebamme nicht gleich sauer sein, sondern ihr beibringen, sie zu siezen. Wenn sie das erst mal weiß, ändert sich alles. Sie sollen einfach versuchen zu verstehen.

Daniel Nakhla

Familien mit Abhängigkeitsthematik

„... und plötzlich fiel das Kartenhaus
fast in sich zusammen."[11]

Familienhebammen treffen bei ihrer Arbeit nicht selten auf Familien, in denen
eine Abhängigkeitsthematik oder Sucht eine Rolle spielen oder gespielt haben.
Die Auswirkungen von Sucht und Suchtfolgen auf den Einzelnen, die Familie
und ihre Bedeutung für die Arbeit der Familienhebamme sollen überblicksar-
tig dargestellt werden.

Sucht und Abhängigkeit – Definitionen und Einordnungen

Grundsätzlich wird zwischen substanzgebundener Sucht, zum Beispiel Alkohol,
Kokain, Heroin und nicht substanzgebundener Sucht, bezogen auf Kaufsucht,
Internetsucht, pathologisches Glücksspiel etc. unterschieden. Bei der ersten Grup-
pierung kommt es neben der psychischen Abhängigkeit auch zu einer körperlichen Abhängigkeit.

15

Im Folgenden soll es hauptsächlich um substanzgebundene Abhängigkeit
gehen, wobei Familienhebammen überwiegend mit Alkohol- und substituierter
Heroinabhängigkeit in Berührung kommen. Bei einer Substitutionsbehand-
lung wird als Ersatz für Heroin unter anderem Methadon eingesetzt, das zwar
ebenfalls unter das Betäubungsmittelgesetz fällt, jedoch unter besonderen ärztlichen Auflagen legal verschrieben werden kann. Die Einnahme von Methadon
führt im Gegensatz zum Heroin zu keinem Hochgefühl. Bei der Behandlung
mit Methadon sollte ein Mischkonsum mit Alkohol, Schlaf- und Beruhigungs-
mitteln sowie Antidepressiva aufgrund der Gefahr von Atemlähmung unter-
lassen werden. Studien ergaben, dass dennoch nur ein kleiner Prozentsatz der
Substituierten ausschließlich Methadon konsumiert (Arnold et. al., 1995).

---

11 An dieser Stelle möchten wir ganz herzlich Angelika Schuhmann, Familienhebamme im Projekt
„Keiner fällt durchs Netz" im Kreis Bergstraße (Hessen), für die Erlaubnis der Verwendung ein-
zelner Zitate aus ihrem Interview danken. Das Interview führte Daniel Nakhla.

Eine entscheidende Frage ist, wann der Gebrauch von tendenziell abhängig machenden Substanzen als Sucht oder Abhängigkeit bezeichnet werden kann. Im ICD-10, dem Klassifikationssystem für Krankheiten der Weltgesundheitsorganisation (WHO), werden folgende Kriterien aufgeführt:

ZENTRALE MERKMALE DES ABHÄNGIGKEITSSYNDROMS:

● Verminderte Kontrollfähigkeit bezüglich des Beginns, der Beendigung und der Menge des Konsums;
● ein körperliches Entzugssyndrom bei Beendigung oder Reduktion des Konsums;
● anhaltender Substanzkonsum trotz Nachweises eindeutiger, schädlicher Folgen;
● fortschreitende Vernachlässigung anderer Vergnügen oder Interessen zugunsten des Substanzkonsums.

(nach Dilling et al., 2000)

Die Grundlage für den Umgang mit Menschen mit Abhängigkeitsproblematik ist der Rahmen, in welchen man die Abhängigkeit einordnet.

Die Kenntnis verschiedener theoretischer Ansätze ermöglicht es, Situationen differenzierter und vorurteilsfreier wahrzunehmen und aufgrund dessen flexibler zu handeln.
Je nach Ansatz wird Drogenabhängigkeit vor allem als Krankheit, Folge von Defiziten oder als Bewältigungsversuch gesehen.

Im Rahmen des Krankheitsmodells wird dem Drogenabhängigen nur wenig Verantwortung für sein Handeln zugeschrieben. Der Abhängige wird als krank angesehen, der nicht ohne Weiteres von der Droge lassen kann. Der fortgesetzte Konsum ist deshalb nicht als Zeichen für mangelnde Disziplin oder Willensstärke zu sehen. Auf die Abhängigen wirkt dieses Modell sehr entlastend, berücksichtigt aber nur wenig die Verantwortung der Konsumenten.

Beim defizitorientierten Modell stehen vor allem die dem Drogenkonsum zugrunde liegenden Schwächen der Beteiligten im Mittelpunkt. Hierzu zählen zum Beispiel mangelnde Selbstkontrolle, eine geringe Frustrationstoleranz, eine geringe Fähigkeit, negative Gefühle oder Ambivalenzen auszuhalten, und häufig auch ausgeprägte Minderwertigkeitsgefühle. Unbehandelt bleiben diese Schwächen auch bei ehemaligen Drogenabhängigen weiterhin bestehen und werden als mitverantwortlich für einen Rückfall gesehen.

Das Bewältigungsmodell sieht den Drogenkonsum als Versuch, einen als leidvoll erlebten Zustand zu kompensieren, und erkennt dies erst einmal an, ohne die negativen Folgen zu leugnen. Der Konsum von Drogen erfüllt dabei für die Betroffenen eine ganz individuelle Aufgabe. So kann die Sucht „Eingang zu einem vermeintlichen Paradies sein ... Verdrängung oder Scheinlösung von Problemen, Flucht in die Einsamkeit oder Mittel zu deren Überwindung, sich beweisen oder protestieren wollen u.v.m." (Böhnisch & Schille, 2002, S. 42). Bei Männern taucht der Konsum von Alkohol und Drogen auch im Zusammenhang mit dem Versuch der Stärkung einer wenig stabilen männlichen Identität auf. Diese ist gerade im Übergang zur Vaterschaft labilisiert und muss sich weiterentwickeln, um den familiären Anforderungen gerecht zu werden.

Sucht und ihre Auswirkungen innerhalb der Familie

Häufig haben Alkohol und andere Drogen bereits in den Herkunftsfamilien von Abhängigen eine Rolle gespielt. Die Folgen dieser Einflüsse werden nicht selten an die nächste Generation weitergegeben.

Innerhalb der Partnerschaft finden sich im Zusammenhang mit der Abhängigkeitserkrankung eines oder beider Partner spezifische Konflikte. Im Gegensatz zum Konsum von Alkohol, der gesellschaftlich akzeptiert wird, geraten Konsumenten und Abhängige von illegalen Drogen wie Heroin leichter in die soziale Isolation. Als Drogenabhängige von der Gesellschaft stigmatisiert, klammern sie sich oftmals stärker an den jeweiligen Partner und werden zunehmend von ihm abhängig. Wenn beide Partner suchtmittelabhängig sind, werden die Frauen oft unter Druck gesetzt, das Geld für die Drogen zu beschaffen, was auf legalem Wege kaum zu erreichen ist.

Die psychologische Verstrickung auch nicht abhängiger Partner wird durch den Begriff der Co-Abhängigkeit beschrieben. Der co-abhängige Partner versucht dem Abhängigen Verantwortung abzunehmen, ihn zu kontrollieren und nach außen hin das süchtige Verhalten zu verheimlichen. Ohne es zu wollen, ist er jedoch genau dadurch daran beteiligt, die Sucht des Partners weiterhin aufrecht zu erhalten. Er verhindert, dass dieser negative Konsequenzen zu spüren bekommt, die ihn zu einer Veränderung seines Verhaltens bewegen könnten.

15

111

Neben der (ehemaligen) Drogenabhängigkeit haben viele Betroffene auch mit Belastungen wie laufenden juristischen Verfahren, Bewährungsstrafen, wirtschaftlichen Problemen sowie körperlichen und psychischen Erkrankungen zu kämpfen. Häufig haben sich ehemalige Heroinabhängige mit Viruserkrankungen wie Hepatitis B, C oder HIV angesteckt, deren Folgen behandelt werden müssen.

Im psychischen Bereich leiden viele an Depressionen und Persönlichkeitsstörungen. Die damit verbundenen verzerrten und inadäquaten Verarbeitungs- und Wahrnehmungsmuster bestehen auch nach einer Entzugsbehandlung weiter, zum Beispiel die Tendenz, Unbequemes zu verdrängen, zu verleugnen oder Sachverhalte umzudeuten.

Bei all diesen zusätzlichen Belastungsfaktoren, die zu den Herausforderungen rund um eine Geburt hinzukommen, wird deutlich:

> Familien mit Abhängigkeitserkrankungen müssen deutlich mehr Probleme bewältigen als andere Familien, obwohl sie aufgrund ihrer Voraussetzungen weniger gut dazu in der Lage sind.

Die Auswirkungen eines Drogenkonsums während der Schwangerschaft wirken sich direkt auf den Fötus und späteren Säugling aus. Falls die Frauen ihren Konsum in der Klinik verheimlichen, machen die Kinder ein bis fünf Tage nach der Entbindung, häufig also erst nach der Entlassung(!), einen Entzug ohne medikamentöse Abfederung mit.

ENTZUGSSYMPTOME OPIATABHÄNGIGER NEUGEBORENER:

Zittern, motorische Unruhe, unmotiviertes, schrilles Schreien, Krampfanfälle, Fieber, Schwitzen, Niesen, Erbrechen und dünner Stuhl. Es treten jedoch nicht immer alle Symptome auf.
Ein Verdacht sollte unbedingt ärztlich abgeklärt werden!
(nach Hüseman, 2007)

Kinder von alkoholkranken Müttern weisen nach der Geburt teilweise Missbildungen auf und entwickeln sich häufig geistig langsamer. Man spricht in diesem Zusammenhang von einer Alkohol-Embryopathie. Neuerdings wird auch die Rolle des Vaters mitberücksichtigt, dessen Alkoholkonsum sich zwar nicht direkt auf den Fötus auswirkt, wohl aber auf die Qualität des Samens.

Viele Mütter mit Erfahrungen von Abhängigkeit, insbesondere Mütter aus Methadon-Programmen, lehnen das Stillen ab, aus Sorge, ihr Kind zu schädigen. Studien zeigen jedoch, dass die Substitution kein Stillhindernis darstellen muss, da Methadon nur minimal in die Muttermilch übergeht (Kashiwagi et. al., 2005, S. 938-941). Aufgrund des nicht unerheblichen Risikos des Beikonsums beziehungsweise eines möglichen Rückfalls sollte die Entscheidung für das Stillen sorgsam mit einem Arzt abgesprochen werden.

Statistisch gesehen besteht bei Familien mit Abhängigkeitserkrankungen, insbesondere bei alleinerziehenden Müttern, ein höheres Risiko der Vernachlässigung, aufgrund mangelnder Beaufsichtigung oder einer nicht kontinuierlichen basalen Versorgung, was schnell zu gravierenden Auswirkungen wie dem Austrocknen des Säuglings führen kann. Deshalb ist in den meisten Fällen von bekannter Abhängigkeitsproblematik das Jugendamt involviert. Eine Familienhebamme kann dann direkt im Rahmen eines Schutzauftrages vom Jugendamt beauftragt werden, in die Familien zu gehen. Regional noch unterschiedlich gibt es auch die Möglichkeit, als Tandem zusammen mit einer Mitarbeiterin vom Jugendamt zusammen zu arbeiten.

15

Erfahrungen und Schwierigkeiten von Helfern in Familien mit Abhängigkeitsthematik

Angelika Schuhmann, Familienhebamme aus dem Landkreis Bergstraße berichtet über ihre Erfahrungen in einer Familie mit Abhängigkeitserkrankung:

> „Der erste Eindruck war weniger das Drogenproblem... aber diese täglichen Dinge, die man regeln sollte, das ist mir aufgefallen, das kriegen sie ganz schlecht auf die Reihe.
> Erst lief alles ganz gut und man hat gedacht, es wird zwar nicht ganz problemlos, aber es entwickelte sich wie eine normale Familie und plötzlich kam diese Drogenproblematik, wo man gedacht hat, da bricht plötzlich einfach die Welt zusammen, weil die einfach ihr ganzes Leben nicht geregelt bekommen. Da kamen dann noch Altlasten hoch, und dadurch fiel das Kartenhaus fast in sich zusammen. Man muss immer damit rechnen, dass sich wieder eine völlig neue Situation ergeben hat, wenn man wieder hinkommt."

In vielen Fällen ist die Beziehung zwischen Helfern und Familie unterschwellig von einem gewissen gegenseitigen Misstrauen geprägt. Das Misstrauen der Eltern speist sich aus der Angst, das Jugendamt könnte ihnen die Kinder wegnehmen. Auf der anderen Seite wird Eltern mit Abhängigkeitshintergrund oft nicht zugetraut, ihre Kinder kontinuierlich und verantwortungsbewusst zu versorgen.

In Bezug auf Drogen herrscht zwischen den Betroffenen und den Helfern meist eine eklatant unterschiedliche Auffassung, die nicht selten dazu führt, dass Hilfsangebote abgelehnt werden. Während die Helfer primär das langfristig selbstschädigende und destruktive Potenzial der Drogen wahrnehmen, haben die Konsumenten vor allem den kurzfristigen Nutzen im Blick. Ein grundsätzliches Sich-Eindenken-Können in diese Position erweitert die Handlungsspielräume.

Moralisierendes, vorwerfendes Verhalten verkennt und missachtet den subjektiv-persönlichen Nutzen der Drogen als Genuss- oder Bewältigungsmittel.

Ist der Kontakt erst einmal hergestellt, ist er häufig sehr eng, was es schwierig machen kann, die nötige Distanz zu wahren. Dabei geraten die beteiligten Helfer mitunter selbst in die Rolle von Co-Abhängigen, werden ungewollt Mitspieler, die ohne es zu merken die Abhängigkeitsstrukturen noch weiter festigen. Dazu zählt die Tendenz, den Betroffenen möglichst viel abzunehmen.

Problematisch für den Umgang mit Abhängigkeitserkrankungen in Familien ist auch eine uneindeutige Haltung den Betroffenen gegenüber. Diesbezüglich schwanken viele Helfer zwischen kontrollierend-konfrontativen und defensiv-empathischen Interventionshaltungen. Ein konfrontativer Ansatz führt bei den Helfern oft zur Sorge, dass die Betroffenen abbrechen könnten, weshalb sie in der Folge verstärkt einfühlsam, verstehend, schonend und konfliktvermeidend vorgehen.

Einige Hinweise für den direkten Umgang

Der Kontakt zur Familienhebamme wird insbesondere dann schwierig, wenn die Mutter das Gefühl hat, die Familienhebamme tritt als „bessere" Mutter auf. Die Rückmeldung von Kompetenzen der Mutter und eine Anleitung zum Handeln, statt Aufgaben abzunehmen, wirken diesem Gefühl entgegen.

Bei der Zusammenarbeit mit dem Jugendamt sollte darauf geachtet werden, dass die verschiedenen Helfer nicht gegeneinander ausgespielt werden, sonst kann es leicht passieren, dass die Familienhebamme als „Vertraute" der Mutter wahrgenommen wird, während die vom Jugendamt eingesetzte Betreuerin überwiegend als kontrollierend empfunden wird, weshalb ihr in der Folge Informationen vorenthalten werden.

In diesem Fall hat es sich bewährt, der Familie von Anfang an deutlich zu machen, dass zusammengearbeitet wird und zur besseren Organisation der Unterstützung eine Schweigepflichtsentbindung gegenüber dem Jugendamt notwendig ist, welche die rechtliche Grundlage für den gegenseitigen Austausch darstellt. Dies verhindert, dass die Familienhebamme zur Mitwisserin belastender Geheimnisse wird und dadurch sowohl ihre Distanz verliert als auch zur ungewollten Mitspielerin oder Komplizin wird, die konflikthaftes und eventuell kriminelles Verhalten deckt.

Die Erfahrung mit Familienhebammen in Niedersachsen hat gezeigt, dass die aufsuchende Arbeit von Familienhebammen auf die Abhängigkeitserkrankung der Eltern nur wenig Auswirkung hat. An dieser Stelle kann und sollte die Familienhebamme überwiegend als „Lotsin" tätig sein, welche die Familie an bestehende Angebote anzubinden hilft.

Zusammenfassend kann man sagen:

Wichtig ist es, sich nicht in die Rolle der Retterin drängen zu lassen, Verantwortung nicht abzunehmen und Konflikte nicht zu vermeiden. Das Aufzeigen klarer Grenzen, auch bei der Zuständigkeit, ist bei dieser Klientel besonders wichtig.

15

Sarah Groß

Psychische Erkrankungen in der Schwangerschaft und im ersten Jahr mit dem Kind

Viele Mütter erleben die Zeit der Schwangerschaft und die erste Zeit mit ihrem Baby als einen besonders schönen und bereichernden Lebensabschnitt. Doch das ist nicht immer so. Nicht selten treten auch Gefühle von Erschöpfung, Ängste oder Traurigkeit auf. Wenn die Schwierigkeiten so groß werden, dass sich die Frau in ihrer Alltagsbewältigung und ihrer Lebenszufriedenheit dadurch längere Zeit deutlich beeinträchtigt fühlt, spricht man von psychischen Störungen in der Peripartalzeit.

Welche psychischen Erkrankungen treten bei der Mutter gehäuft in der Peripartalzeit und dem ersten Jahr mit dem Kind auf und woran kann ich diese als Familienhebamme erkennen?

16

Generell können alle psychischen Störungen in der Peripartalzeit genauso auftreten wie in jeder anderen Lebensphase. Erhöht ist das Erkrankungsrisiko in dieser Zeit vor allem für Depressionen, Angststörungen, Zwangsstörungen und Psychosen. Postpartale Depressionen unterscheiden sich in der Schwere der Symptome und ihrer Dauer über mehrere Wochen vom so genannten Babyblues, auch Heultage genannt, der ohne professionelle Hilfe nach wenigen Tagen abklingt. Der Babyblues ist verbunden mit Erschöpfung und schnell wechselnden Stimmungslagen zwischen Glücklichsein, Niedergeschlagenheit, Ängstlichkeit und Reizbarkeit, oft begleitet von vielen Tränen. Über die Hälfte aller Frauen hat einen Babyblues.

Depressionen

Symptome: gedrückte Stimmung, innere Leere, Hoffnungslosigkeit, Selbstzweifel, Schuldgefühle, Grübeln, Antriebs- und Energielosigkeit, Schlaf- und Appetitstörungen
Häufigkeit in der Peripartalzeit: 10–15 Prozent

117

Fallbeispiel: Frau L. beschreibt, sie sei vor allem am Vormittag völlig energielos und sitze apathisch auf einem Stuhl. Ihre Schwiegermutter helfe ihr momentan viel, da sie trotz besten Willens nicht in der Lage sei, ihr Kind zu füttern und zu wickeln. Wenn ihr Sohn schreie, habe sie sofort den Gedanken: „Du schaffst es noch nicht mal, dein Kind zu beruhigen." Sie habe große Schuldgefühle, dass sie ihrer Rolle als Mutter und Ehefrau momentan überhaupt nicht gerecht werde. Sie könne sich über nichts mehr freuen und auch ihrem Kind gegenüber kaum positive Gefühle entwickeln. Da sei eine „Mauer" zwischen ihr und allen anderen Menschen. Sie habe manchmal Angst, durch die vorläufige Aufgabe ihrer Berufstätigkeit völlig zu vereinsamen und zu „verblöden".

Angststörungen

Symptome: Angstgedanken, Sorgen, Überforderungs- und Schwächegefühl, Angst kann sich zur Panik steigern

Häufigkeit in der Peripartalzeit: 10–20 Prozent

Fallbeispiel: Frau C. berichtet, sie halte es kaum aus, mit ihrer mittlerweile drei Monate alten Tochter alleine zu sein. Dann könne sie nichts essen und sei extrem unruhig. Ständig habe sie diffuse Ängste, die sich phasenweise zu Panikattacken mit Schweißausbrüchen, Herzklopfen, Magenkrämpfen, Atemnot und Zittern steigerten. Außerdem habe sie auch Angst, dass mit ihrem Kind etwas passiere. Immer wieder müsse sie schauen, ob die Kleine noch atme. Dadurch wache sie nachts ständig auf, auch wenn ihr Kind gar nicht schreie, und könne dann oft stundenlang nicht mehr einschlafen.

Zwangsstörungen

Symptome: Zwangsgedanken, die immer wieder kehren, obwohl die Betroffene es nicht will; Zwangshandlungen, die viel Zeit beanspruchen und deren Nichtausführung große Ängste auslöst

Häufigkeit in der Peripartalzeit: 5–10 Prozent, 40–50 Prozent der Depressiven leiden auch unter Zwangsgedanken

Fallbeispiel: Frau D. berichtet, sie habe schon einmal vor etwa fünf Jahren einen Waschzwang gehabt, diesen jedoch durch eine ambulante Psychotherapie gut in den Griff bekommen. Seit der Geburt ihres Sohnes müsse sie sich nun wieder ständig die Hände waschen und desinfizieren, aus Angst, ihn mit Keimen zu infizieren, so dass ihre Haut schon ganz wund sei. Auch ihr Mann und alle anderen dürften das Kind erst anfassen, wenn sie sich die Hände desinfiziert hätten. Außerdem getraue sie sich nicht mehr, ein Messer oder eine Schere in die Hand zu nehmen, weil sie immer wieder der Gedanke quäle, sie könne ihrem Kind etwas antun, obwohl sie es liebe und das auf gar keinen Fall wolle.

Psychosen

Symptome: Wahnvorstellungen, Halluzinationen, Misstrauen, Unsicherheit, welche Gedanken realistisch sind und welche irrational. Die Betroffene erkennt ihren Zustand häufig selbst nicht als Krankheit.

Häufigkeit in der Peripartalzeit: 0,1-0,2 Prozent

Fallbeispiel: Frau R. leidet unter extremer innerer Unruhe, ist häufig unkonzentriert und fahrig und zeigt große Unsicherheiten im Umgang mit ihrem Kind. Sie sagt, sie sei völlig verzweifelt und fühle sich von ihrer Umwelt abgelehnt. Wenn sie unter Leuten ist, fühlt sie sich beobachtet und lässt sich nicht von der Annahme abbringen, die anderen würden über sie sprechen und sie auslachen. Diese Befürchtung geht soweit, dass sie sich nicht mehr mit ihrer Tochter aus dem Haus getraut. Auch dem Ehemann kann sie nicht mehr vertrauen und ist überzeugt davon, er wolle sie verlassen und ihr das Kind wegnehmen, auch wenn er ihr immer wieder versichert, sie zu lieben und sie für eine gute Mutter ihrer gemeinsamen Tochter zu halten. Auf die Frage, ob sie manchmal nicht mehr leben wolle, starrt Frau R. vor sich hin und antwortet nicht. Auf näheres Nachfragen hin berichtet Frau R. irgendwann im Laufe des Gespräches, dass sie schon während der Schwangerschaft ungewöhnliche Erlebnisse gehabt habe. Sie habe immer wieder geglaubt, dass sie ein Kind von einem dunkelhäutigen Mann bekommen würde, obwohl ihr Ehemann weiß ist. Sie habe diesen „Schwarzen" manchmal auch in ihrer Küche gesehen. Sie sei erst beruhigt gewesen, als ihr Kind geboren war und sie sich überzeugen konnte, dass es nicht farbig ist.

16

> Depressive und ängstliche Frauen können beschreiben, dass ihre Ängste oder Sorgen übertrieben sind. Auch Mütter mit Zwangsstörungen wissen, dass ihre schlimmen Gedanken nicht der Realität entsprechen, können sich aber nicht gegen diese wehren. Lediglich Menschen mit einer Psychose können selbst nicht mehr wahrnehmen, dass ihre Gedanken irrational sind.

Persönlichkeitsstörungen

Alle genannten psychischen Störungen klingen unter psychotherapeutischer und psychiatrischer Behandlung meist in einem Zeitraum von Wochen bis Monaten so weit ab, dass die Betroffene ihre Rolle als Mutter (wieder) voll ausfüllen kann. Bei Persönlichkeitsstörungen ist dies nicht immer der Fall, aber auch sie können sich durch eine Behandlung deutlich verbessern, so dass sie das Leben der Betroffenen und ihres Kindes weniger beeinträchtigen. Eine Persönlichkeitsstörung beeinflusst verschiedene Lebensbereiche wie die berufliche Entwicklung, die Beziehungen und den Umgang mit Gefühlen.

Im Unterschied zu den oben genannten Störungen, unter denen die Betroffenen für einen begrenzten Zeitraum leiden und die dann in der Regel ohne gravierende Auswirkung auf die Persönlichkeit wieder abklingen, beginnen Persönlichkeitsstörungen bereits in der Jugend und bestehen über viele Jahre hinweg. Vor allem die emotional instabile Persönlichkeitsstörung oder auch Borderline-Persönlichkeitsstörung macht es den betroffenen Müttern häufig schwer, sich gegenüber ihrem Kind auf eine konstant zugewandte Weise zu verhalten, weil sie mit ihren stark schwankenden Gefühlen in allen Beziehungen Schwierigkeiten haben. Hier ist die Unterstützung der Mutter-Kind-Interaktion, auf die noch näher eingegangen wird, besonders wichtig.

Posttraumatische Belastungsstörungen

Im Rahmen postpartaler psychischer Störungen spielt das Geburtserleben häufig eine wichtige Rolle (siehe auch im Kapitel 6 „Die Geburt eines Kindes als existenzielle Erfahrung"). Im Extremfall kann eine Geburt so existenziell bedrohlich und traumatisch erlebt werden, dass sich die Erinnerung daran in Albträumen, Gedanken und Gefühlszuständen immer wieder aufdrängt. Kommen dann noch weitere Symptome wie beispielsweise Gefühle innerer Leere, Schreckhaftigkeit und sozialer Rückzug hinzu, spricht man von einer Posttraumatischen Belastungsstörung, die dringend behandlungsbedürftig ist.

Welche Faktoren erhöhen das Risiko einer psychischen Erkrankung in der Zeit rund um die Geburt?

Biologische Faktoren
- genetische Veranlagung (erkennbar daran, dass Familienangehörige an einer psychischen Störung leiden/litten oder die Betroffene bereits schon einmal in ihrem Leben psychisch erkrankt war);
- Empfindlichkeit gegenüber hormonellen Umstellungen;
- Empfindlichkeit gegenüber Schlafmangel.

Soziale Faktoren
- schwieriges kindliches Temperament;
- Erkrankung des Kindes;
- Erkrankung oder Verlust von Familienangehörigen;
- Partnerschaftskonflikte oder alleinerziehende Mutter;
- familiäres Umfeld nicht unterstützend oder zu weit entfernt;
- wenig soziale Kontakte.

Materielle Faktoren
- finanzielle Probleme;
- Arbeitslosigkeit, mangelnde berufliche Zukunftsperspektive.

Biografische Faktoren
- Verlusterlebnisse in der Kindheit;
- traumatische Erfahrungen;
- frühe Verantwortungsübernahme, wenig „Nestwärme";
- fehlende positive Rollenvorbilder.

> Diese Faktoren erhöhen das Risiko für peripartale psychische Störungen, aber wenn eine Mutter erkrankt, bedeutet das nicht, dass sie zwingend vorliegen müssen. So können beispielsweise auch Frauen mit einem liebevollen Partner, einem guten sozialen Netz und gehobenem sozioökonomischen Status psychisch erkranken.

16

Wie kann sich die psychische Störung der Mutter auf die Mutter-Kind-Beziehung auswirken?

Nicht immer, aber häufig ist die Mutter-Kind-Beziehung von der psychischen Befindlichkeit der Mutter betroffen. Dies muss nicht bedeuten, dass die Mutter keine Liebe gegenüber ihrem Kind empfinden kann, aber sie ist im Umgang mit ihm häufig unsicher und hat weniger Zugang zu ihren intuitiven Kompetenzen, über die jeder Mensch verfügt.

Dies äußert sich beispielsweise darin, dass sie das Baby weniger anschaut, weniger mit ihm spricht und es weniger berührt als eine gesunde Mutter. Aus dem großen Bemühen heraus, trotz der schlechten eigenen Verfassung das Beste für ihr Kind zu geben, neigen die Mütter häufig dazu, das Kind phasenweise unter großer eigener Anstrengung überzustimulieren, das heißt zu viel gleichzeitig mit ihm zu machen. Kommt dann nicht die gewünschte positive Reaktion des Säuglings, kann das dazu führen, dass die Mutter noch stiller und zurückgezogener im Umgang mit ihrem Kind wird. Der unsichere Umgang der Mutter mit dem Kind kann dazu führen, dass dieses sich schlechter beruhigt und mehr schreit, was wiederum die Unsicherheit der Mutter noch verstärkt. Um den Zusammenhang zwischen mütterlichem und kindlichem Befinden zu verdeutlichen, entwarf die Ärztin und Psychologin Mechthild Papoušek einen Teufelskreis gegenseitiger negativer Beeinflussung zwischen Eltern und Kind, der hier in abgewandelter Form dargestellt wird.

Dieser Teufelskreis ist schwer zu durchbrechen, wenn er sich einmal zwischen Mutter und Kind eingeschlichen hat. Auch wenn es der Mutter psychisch wieder besser geht, vermag sie es oft nicht, ohne professionelle Hilfe wieder in ein positiveres Miteinander mit dem Kind zu kommen, da auch der Säugling sich schon an das negative Verhaltensmuster angepasst hat und beispielsweise den Blickkontakt mit der Mutter vermeidet. Dadurch kann es zum Weiterbestehen der Interaktionsstörung kommen, auch wenn die psychische Erkrankung der Mutter bereits abgeklungen ist.

An welche Unterstützungs- und Behandlungsmaßnahmen kann ich eine Frau als Familienhebamme weiterleiten, wenn ich eine psychische Erkrankung vermute?

Je nachdem, wie gravierend die psychische Symptomatik ist, braucht die Betroffene Unterstützung durch Professionelle, die sie nicht immer von sich aus aufzusuchen in der Lage ist. Dies liegt einerseits an der Hemmschwelle, eine psychische Schwierigkeit zuzugeben, und andererseits an der Unwissenheit, wohin man sich mit einer psychischen Störung in der Peripartalzeit wenden kann. Hier spielen die Ermutigung und Vermittlung durch die (Familien-)Hebamme eine wichtige Rolle.

Ambulante Psychiater und Psychiaterinnen und Ambulanzen in psychiatrischen Kliniken

Diese Anlaufstellen dienen zur Diagnostik, ob und wenn ja welche psychische Störung vorliegt. Wenn die Symptomatik schwer ist, kann eine medikamentöse Therapie notwendig werden, dies ist jedoch nicht immer der Fall. Der Arzt oder die Ärztin entscheidet gemeinsam mit der Mutter, ob es ihr so schlecht geht, dass sie Psychopharmaka braucht, um erst einmal aus dem tiefsten Loch herauszukommen und wieder Kraft für den Alltag mit ihrem Kind zu haben.

emotionale Befindlichkeit,   Temperament,
psychische Erkrankungen,   Selbstregulationsfähigkeit,
Erleben von Schwangerschaft und Geburt   körperliche Erkrankungen

Einengung der Sensibilität
Mangel an passender intuitiver Unterstützung
weniger Lächeln, Sprechen, körperliche Berührung
Überstimulation, ängstliche Überfürsorge oder Vernachlässigung

Mutter   **Kind**
Frustration, „Mein Kind liebt mich nicht"   Vermehrte Sensibilität
Unsicherheit, Angst, etwas falsch zu machen   erhöhter Stress, Unruhe
Erschöpfung, Schuldgefühle   Schlaf- und Essprobleme

mehr Schreien, Überstrecken und Blickabwenden
weniger Lächeln und positive Vokalisation

Abb.: Teufelskreis negativer gegenseitiger Beeinflussung von Mutter und Kind (nach Papoušek, 2004)

Dafür kann es leider auch notwendig sein, dass sie abstillt, wenn das gegenüber der schweren Symptomatik das kleinere Übel darstellt.

Bei suizidalen Krisen ist es unbedingt notwendig, mit der Betroffenen sofort einen Psychiater oder eine Psychiaterin aufzusuchen. Außerhalb der Sprechzeiten ist in jeder psychiatrischen Klinik ein Dienstarzt oder eine Dienstärztin rund um die Uhr erreichbar. Die Betroffene darf bei konkreten Selbstmordabsichten nicht mehr alleine gelassen werden!

Stationäre und teilstationäre Mutter-Kind-Therapie in psychiatrischen Kliniken

In den Mutter-Kind-Einheiten werden sowohl die psychische Erkrankung der Mutter als auch, wenn diese vorliegen, Mutter-Kind-Interaktions-Störungen und mit der Schwangerschaft und Geburt assoziierte traumatische Erfahrungen behandelt. Die Behandlung umfasst therapeutische Einzelgespräche, bei Bedarf eine medikamentöse Behandlung und Therapiegruppen (z.B. Selbstsicherheitstraining, Bewegungstherapie, Kunsttherapie, Musiktherapie). Die Mütter können sich untereinander in speziell dafür ausgerichteten Gruppen über ihre Schwierigkeiten in der neuen Rolle austauschen und erfahren bei Unsicherheiten im Umgang mit ihrem Kind Unterstützung.

16

Die Mutter-Kind-Interaktion wird durch Spielgruppen, Babymassage und Rückmeldungen anhand von Videoaufzeichnungen gefördert. Dabei soll der oben beschriebene Teufelskreis durchbrochen werden, indem die Mutter mehr Selbstvertrauen bekommt und bei eigenen traumatischen Kindheitserfahrungen die neue Situation mit ihrem Kind von den Ängsten aus ihrer Biografie zu trennen lernt. Auch die Väter werden zu Gesprächen eingeladen und bei Bedarf werden weitere Helfersysteme zum Beispiel über das zuständige Jugendamt hinzugezogen.

Listen der Mutter-Kind-Einheiten in Deutschland finden Sie unter folgenden Internetseiten: www.schatten-und-licht.de und www.marce-gesellschaft.de.

Beratungsstellen für Lebens-, Familien- und Erziehungsberatung

Bei psychischen Schwierigkeiten können Beratungsstellen von staatlichen und kirchlichen Trägern eine erste Anlaufstelle sein. Sie bieten einige kostenlose Beratungsgespräche, die die Betroffene entlasten und mit ihr klären, ob sie weitere Hilfen und wenn ja welche in Anspruch nehmen möchte. Vor allem bei sozialen Problemen wie finanziellen Schwierigkeiten, Partnerschaftskonflikten oder Erziehungsschwierigkeiten mit vielleicht schon vorhandenen älteren Geschwisterkindern sind Beratungsstellen die richtige Anlaufstelle.

Beratung für Eltern mit Säuglingen und Kleinkindern

Diese wird von Beratungsstellen, von Klinikambulanzen und zum Teil auch von Psychotherapeuten angeboten. Die spezifische Beratung bietet Hilfe bei Regulationsschwierigkeiten des Kindes wie vermehrtem Schreien, Schlafproblemen und Fütterstörungen, die häufig gemeinsam mit psychischen Problemen der Mutter auftreten, was zum oben beschriebenen Teufelskreis zwischen Mutter und Kind führt. Außerdem wird eine Interaktionstherapie angeboten, um der Mutter beziehungsweise den Eltern zu helfen, trotz bestehender Probleme eine positive und stabile Beziehung zu ihrem Kind aufzubauen.

Eine Liste vieler Angebote für Eltern-Säuglings-Beratung und Interaktionstherapie gibt es auf der Internetseite der „German Association for Infant Mental Health": www.gaimh.de.

Ambulante PsychotherapeutInnen (ÄrztInnen und PsychologInnen)

Beim Vorliegen einer psychischen Störung ist eine Psychotherapie hilfreich, damit die Betroffene mehr Verständnis für ihre Symptomatik bekommt und sich dieser dadurch nicht mehr hilflos ausgeliefert fühlt. Sie lernt, selbst Strategien anzuwenden, beispielsweise mit ihren Ängsten anders umzugehen, so dass diese mit der Zeit abnehmen. Welche Art der Therapie geeignet ist, ob eine tiefenpsychologische, eine analytische oder eine verhaltenstherapeutische, kann die Patientin im Gespräch bei einer der anderen genannten Anlaufstellen entscheiden. Eine Liste aller Psychotherapeuten mit einer Kassenzulassung im Umkreis ist bei der jeweiligen Krankenkasse der Betroffenen erhältlich.

Haushaltshilfe und Hilfen zur Erziehung

Eine Haushaltshilfe kann für die Mutter eine erste Entlastung darstellen, wenn sie der Haushaltsführung und Versorgung des Kindes aufgrund ihrer psychischen Erkrankung nicht mehr gerecht wird. Haushaltshilfen sind für einige Wochen von Ärzten und Ärztinnen verschreibbar und werden dann von der Krankenkasse finanziert. Bei lang andauernden psychischen Störungen und starken sozialen Belastungen können neben der Unterstützung durch die Familienhebamme weitere Hilfen zur Erziehung durch das Jugendamt notwendig werden.

Wie kann ich eine psychisch kranke Mutter als Familienhebamme unterstützen?

Kontakt ist für diese Mütter besonders wichtig, da sie durch das Gespräch weniger leicht in die depressive Lethargie, das ängstliche Gedankenkreisen oder die Zwangshandlungen hineinrutschen. In der Anfangszeit nach einer stationären Behandlung, wenn die Symptome sich deutlich reduziert haben, ist die Kontaktaufnahme zu anderen Müttern häufig für die Betroffenen noch schwierig. Alleine die regelmäßige Anwesenheit der Familienhebamme hilft der Betroffenen, sich nicht so alleine mit den Anforderungen der Kinderbetreuung und -erziehung zu fühlen.

Bei Auffälligkeiten in der Mutter-Kind-Interaktion kann die Familienhebamme sowohl als Vorbild fungieren als auch die Mutter im Umgang mit ihrem Kind immer wieder ermutigen und ihr Sicherheit vermitteln. Dabei sollte sie der Mutter die Handlungen nicht abnehmen, sondern sie bei allen Unsicherheit auslösenden Tätigkeiten durch ihre Anwesenheit und unterstützenden Rat begleiten.

16

Grundhaltung im Umgang mit psychisch kranken Müttern

Die Familienhebamme kann der Mutter durch eine grundsätzlich akzeptierende Haltung einen sicheren Rahmen im Umgang mit ihrem Kind geben. So kann die Betroffene Vertrauen gewinnen, ihre Ängste und Unsicherheiten zugeben zu dürfen und trotzdem als Mutter respektiert zu werden.

Dass Sie als Familienhebamme Vertrauen in die Fähigkeiten der Betroffenen als Mutter oder zumindest in deren Entwicklungspotenzial haben, hilft der Erkrankten, selbst langsam Vertrauen in ihre eigene intuitive Kompetenz zu gewinnen.

Dabei sind folgende Haltungen zu beachten:
- die Mutter nicht aus der Mutterrolle entlassen;
- ihr Erziehungsprivileg respektieren, auch wenn Sie manches anders machen würden;
- Eingreifen bei Gefährdung des Kindeswohls, wenn die Mutter durch ihre Erkrankung Gefahren für das Kind nicht mehr abschätzen kann;
- Unterstützung geben bei Unsicherheiten;
- den Tagesablauf strukturieren, indem Sie den Tag besprechen und gemeinsam überlegen, wie die Mutter einen Rhythmus mit dem Kind finden kann. Dabei auch Pausen einplanen!
- Vorsicht mit Kritik, psychisch kranke Mütter haben häufig ein sehr schlechtes Selbstwertgefühl und sind dadurch sehr verletzlich.
- Loben!!! Sagen Sie es, wann immer die Betroffene etwas gut macht, und weisen Sie sie darauf hin, wenn das Kind ihr eine positive Rückmeldung gibt, zum Beispiel „Sehen Sie, wie schön sich Amelie auf Ihrem Arm beruhigt hat. Jetzt lächelt sie Sie an!"

Kontaktaufnahme mit dem Kind und gemeinsames Spiel

Müttern mit einer psychischen Erkrankung wie der Depression fällt es häufig nicht leicht, Ideen zu entwickeln, was sie neben den notwendigen Pflegehandlungen, wie es zu füttern und zu wickeln, noch mit ihrem Kind tun sollen. Als erster Schritt ist es hilfreich, das Kind zunächst aufmerksam zu beobachten. Wie ist sein Körperausdruck, macht es Lautäußerungen, wo schaut es hin und woran zeigt es Freude oder Wohlbehagen? Kann ich auf die Signale des Kindes irgendwie reagieren, indem ich sie zum Beispiel imitiere? Müttern, denen es schwer fällt, Kontakt mit ihrem Kind aufzunehmen, hilft die beschreibende Sprache.

Dabei soll die Mutter einfach beschreiben:

● was sie gerade tut: „Jetzt lege ich dich auf den Wickeltisch."
● was das Kind gerade tut: „Du strampelst ja ganz schön mit den Beinchen."
● wie sie sich gerade fühlt: „Das freut mich, wenn du lachst."
● wie sich das Kind gerade vielleicht fühlt: „Ich glaube, du bist müde."
● was sie und ihr Kind gerade gemeinsam sehen oder erleben: „Da sitzt ein Vögelchen auf dem Baum." „Das Badewasser ist schön warm."

In einem weiteren Schritt können der Mutter dann auch Spielanregungen entsprechend dem Entwicklungsstand der Kinder gegeben werden, wie beispielsweise Fingerspiele. Wenn es der Mutter etwas besser geht, kann sie auch in Krabbel- und anderen Eltern-Kind-Gruppen mehr Sicherheit und Vertrauen im spielerischen Umgang mit ihrem Kind bekommen (siehe auch Kapitel 22 „Eltern-Kind-Gruppen").

Welche Rolle spielen die Väter bei psychischen Erkrankungen rund um die Geburt eines Kindes?

Wenn die Mutter psychisch erkrankt ist, nimmt der Vater eine umso wichtigere Rolle für das Kind ein, da er in Zeiten, in denen dies der Mutter nur eingeschränkt möglich ist, auf eine positive und lebendige Weise mit ihm umgehen kann. Das Kind kann mit dem Vater positive Beziehungserfahrungen machen und gerät dadurch mit der Mutter nicht so leicht in den oben beschriebenen Teufelskreis negativer gegenseitiger Beeinflussung.

Durch die psychische Erkrankung seiner Frau ist die Belastung des Vaters häufig nicht nur rein zeitlich – durch die verstärkte Beteiligung an der Kinderbetreuung und der Organisation des Familienalltags –, sondern auch emotional hoch. Er macht sich Sorgen um seine Partnerin und hat Zukunftsängste, ob ein Zusammenwachsen als Familie trotz der psychischen Erkrankung möglich sein wird. Die psychische Belastung des Vaters kann häufig durch beratende Gespräche aufgefangen werden.

Es kann schließlich auch bei Vätern rund um die Geburt zu einer behandlungsbedürftigen, psychischen Erkrankung kommen, unabhängig davon ob, die Partnerin postpartal erkrankt ist. Vor allem bei psychischen Vorerkrankungen ist die Gefahr für den Mann erhöht, dass es durch die Umstellungen und Anforderungen, die die Geburt eines Kindes mit sich bringen (siehe Kapitel 7 „Die Geburt einer Familie – psychologische Aspekte der Familiengrün-

16

dung"), zum erneuten Auftreten der psychischen Erkrankung kommt. Da sich Männer generell schwerer tun, psychische Schwierigkeiten zuzugeben und Hilfe zu suchen, ist hier die besondere Aufmerksamkeit der Familienhebamme gefragt, um im Kontakt mit den Vätern auch deren Belastung wahrzunehmen.

Daniel Nakhla

Die spezifische Lebenssituation junger Mütter und ihrer Familien

„Erst nach der Geburt kommt es,
oh Gott, das ist meins."[12]

Motive für frühe Schwangerschaften

Obwohl die meisten minderjährigen Mütter angeben, ungewollt schwanger geworden zu sein, verbinden insbesondere junge Frauen mit eingeschränkten Berufs- und Lebenschancen Kinder mit einer positiven Zukunftsvorstellung. Gerade diese Frauen entscheiden sich wesentlich häufiger für die Austragung des Kindes, verglichen mit Frauen mit höherer Bildung und beruflicher Perspektive.

In diesen Fällen wäre die Schwangerschaft nicht allein auf eine unzureichende Verhütung zurückzuführen, sondern teilweise auch Folge häufig unbewusster Wünsche und Erwartungen, welche nach der Geburt oft schnell enttäuscht werden.

Mehr oder weniger bewusste Motive und Erwartungen können sein:
- Die Vorstellung, vom Kind gebraucht und geliebt zu werden und sich dabei wertvoll fühlen zu können;
- der Wunsch, mit dem Kind etwas Eigenes zu besitzen, jemanden, der sie aufgrund seiner Abhängigkeit nicht einfach verlässt;
- der Wunsch, dem Kind das zu geben, was sie in der eigenen Familie entbehrt haben, häufig verbunden mit hohen Idealen zum Beispiel von einem harmonischen Familienleben;
- der Wunsch, den Partner durch das Kind an sich zu binden;
- Schwangerschaft als Mittel, um Aufmerksamkeit und Zuwendung zu bekommen;

17

---

12 Dieses und alle nachfolgenden Zitate stammen aus einer Sendung des Deutschlandradios Berlin vom 30.11.2004.

- das Kind als Möglichkeit, sich von den eigenen Eltern abzugrenzen, häufig verbunden mit der Hoffnung, mit Kind und Partner in einer eigenen Wohnung leben zu können;
- die Mutterrolle verspricht eine gewisse soziale Anerkennung und die Legitimation, sich aus schulischen und gesellschaftlichen Anforderungen zurückzuziehen;
- die Mutterschaft als Alternative zur Berufstätigkeit mit (anfänglicher) finanzieller staatlicher Unterstützung als Ausweg aus einer empfundenen Perspektivlosigkeit.

Was bedeutet die Annahme oder Kenntnis solcher Motive für die Arbeit mit den jungen Müttern?

Wichtig ist es, nicht einfach Motive zu unterstellen beziehungsweise diese negativ oder herablassend zu bewerten. Die Kenntnis der Motive erlaubt es, die Enttäuschung der jungen Mütter besser zu verstehen und gemeinsam nach praktikableren Umsetzungen ihrer Wünsche zu suchen.

Folgen

Junge Mütter müssen in kürzester Zeit Entwicklungsaufgaben bewältigen, welche Jugendliche und junge Erwachsene schrittweise bewältigen. Teilweise teilen sie manche Anforderungen mit anderen Jugendlichen wie die Abgrenzung von der Ursprungsfamilie, Ausbildung und Berufsfindung, sind dabei aber zusätzlich stark beansprucht von den Anforderungen, die die eigene, neue Familie an sie stellt. Insbesondere durch das Zurückstellen der Ausbildung geraten junge Mütter in eine nachteilige Position gegenüber Gleichaltrigen.

Bereits vor der Schwangerschaft gibt es häufig Faktoren, durch welche sich eine erschwerte Bewältigung anstehender Lebensaufgaben andeutet. Mitunter kommen die jungen Mütter selbst aus schwierigen Familienverhältnissen mit kinderreichen Familien, Alkoholismus oder Langzeitarbeitslosigkeit der Eltern. Häufig waren die Eltern mit der Erziehung bereits überfordert und erwarteten viel zu früh selbstständiges und unabhängiges Verhalten von ihren Kindern.

Bei den jungen Müttern selbst finden sich oft ein niedriges Selbstwertgefühl und psychische Störungen. Zudem sind die in Schule und Ausbildung erbrachten Leistungen mitunter so schlecht, dass die Chance auf einen Ausbildungsplatz ohnehin sehr gering erscheint. Vor der Geburt ist die Einschätzung der beruflichen Zukunft trotz dieser Umstände häufig recht optimistisch, was jedoch nicht mit den realen Verhältnissen in Einklang zu bringen ist.

Reaktionen der Umwelt

Eine junge Mutter beschreibt die Reaktionen ihrer Umwelt folgendermaßen:

> „Na klar. Die Alte lässt sich ein Kind machen, damit sie nicht mehr in die Schule muss. Und solche Sachen, alles Mögliche kommt da. Vorne rum sagen sie, toll wie du das alles schaffst. Hintenrum: O Gott, die spinnt wohl."

Junge Mütter sehen sich häufig dem Vorwurf ausgesetzt, unverantwortlich gehandelt zu haben. Die Folgen der unzureichenden Verhütung sind durch das Kind für andere unmittelbar wahrnehmbar, was von den jungen Müttern häufig wie ein Stigma erlebt wird. Zudem wird in unserer Gesellschaft jungen Müttern kaum zugetraut, ein Kind selbstständig aufzuziehen. Dieses Misstrauen führt im Gegenzug dazu, dass die jungen Mütter es den Anderen beweisen und keine Hilfe annehmen wollen, um diesem Bild nicht zu entsprechen.

Die Eltern verweigern nicht selten die Unterstützung, da sie häufig gegen die Austragung des Kindes waren, und drängen stattdessen auf den Abschluss der Schule oder einer Ausbildung. Die Austragung des Kindes wird dann als Kränkung erlebt und führt bei einer meist schon im Vorfeld angespannten Beziehung zu einer weiteren Verschlechterung. Die jungen Mutter fühlen sich dadurch oft bestraft und von der eigenen Mutter verlassen.

Die Väter der Kinder sind meist gleichaltrig oder nur wenig älter und übernehmen überwiegend keine oder nur wenig Verantwortung für das Kind. Circa ein Drittel der Väter engagiert sich dagegen sehr und übernimmt eine entlastende Funktion. Zusätzliche Betreuungspersonen werden mitunter als Konkurrenz gesehen und deswegen gar nicht erst an der Erziehung beteiligt. Dabei steht die Angst im Vordergrund, das Kind könne die neue Betreuungsperson der eigentlichen Mutter vorziehen.

Empfindungen junger Mütter

> „Die [Anderen] sind 16, die verstehen das nicht. Man wird einfach anders, wenn man so ein Kind kriegt."

Die Einsamkeit wird von den jungen Müttern als weit größeres Problem wahrgenommen als die materiellen Schwierigkeiten. Gleichaltrige Freunde können sich schwer in die Rolle und die Anforderungen an junge Eltern hineinversetzen. Auch die eingeschränkte Teilnahme an gemeinsamen Freizeitaktivitäten führt häufig dazu, dass Freundschaften auseinandergehen.

„Viele haben gesagt, wir stehen zu dir und kommen dich besuchen... Wie ist es jetzt? Mir sind drei, vier Freunde geblieben von früher. ... Tut weh. Aber ich habe jetzt eine neue beste Freundin."

Schwierigkeiten

Viele der jungen Mütter haben (weiterhin) Selbstwertprobleme aufgrund der Überforderung mit der neuen Situation.

Es fällt vielen schwer, bezogen auf die Betreuung des Kindes Ziele zu formulieren und konsequent anzustreben beziehungsweise eigene Pläne zu verfolgen. Hinsichtlich ihrer Zukunftsperspektiven herrscht oft Verunsicherung oder Resignation.

Häufige Schwierigkeiten innerhalb der Mutter-Kind-Beziehung

Die realitätsfernen, idealisierten Vorstellungen von einem Leben mit Kind weichen in der Regel schnell, so dass das Neugeborene dann auch als enttäuschende Last empfunden wird. Die einhergehende Überforderung und das Erreichen der Belastungsgrenze können dann die Grundlage für Vernachlässigung oder Misshandlung werden.

Im Vorfeld sind oft wenige Kenntnisse über die kindliche Entwicklung und seine Bedürfnisse zu beobachten sowie eine mangelnde Sensibilität im Umgang mit dem Säugling. Häufig wechseln sich über- und unterstimulierendes Verhalten, zum Beispiel längeres Schweigen, ab.

Latente Aggression oder Ablehnung finden sich im Drang, das Baby zu ärgern oder zu piesacken. Mitunter ist die Beziehung zum Kind von einer versteckten Vorwurfshaltung geprägt, es habe die Mutter um ihre Jugend gebracht, von Gleichaltrigen distanziert und erschwere neue Liebesbeziehungen.

Die häufigsten genannten oder beobachteten Schwierigkeiten mit dem Kind betreffen:

- eine starke Fixierung auf das Kind, verbunden mit hohen Idealen an sich, das Kind und die Beziehung zueinander;
- diffuse, inkonsequente oder gar keine Vorstellung von der Erziehung des Kindes;
- Schwierigkeiten bei der Kontrolle von Aggressionen dem Kind gegenüber;
- Schuldgefühle dem Kind gegenüber aufgrund von Gefühlsausbrüchen oder Vernachlässigung;
- eine Mutter-Kind-Beziehung, die geprägt ist von unterschwelliger Aggression bei gleichzeitigem „Klammern".

Bevor spezifischere Probleme bearbeitet werden, muss jedoch erst einmal an der Basis begonnen werden.

Die anfänglich wichtigste Aufgabe besteht darin, die Beziehung zwischen Mutter und Kind zu fördern und zu beleben.

Gewünschte Hilfestellungen

Im Rahmen einer qualitativen Studie der Bundeszentrale für gesundheitliche Aufklärung (BZgA), in der junge Mütter dazu befragt wurden, in welchen Bereichen sie Unterstützung brauchen oder gebraucht hätten, wurden folgende Bereiche erwähnt (Krebs-Remberg, 2005):

Hilfe bei(m):

- Umgang mit Geld;
- der Strukturierung des Alltags;
- der Unterweisung in Fertigkeiten von Organisation und Alltagsgestaltung;
- der Beratung in Beziehungs- und Erziehungsfragen.

Prognose

Junge Mütter sind mehrheitlich alleinerziehend. Partnerschaften gehen häufig schon vor oder aufgrund der vielfältigen Belastungen kurz nach der Geburt auseinander. Einen neuen Partner zu finden, der auch das Kind akzeptiert, gestaltet sich danach schwierig.

Aufgrund der Einschränkungen durch das Kind und der nicht abgeschlossenen Schul- oder Berufsausbildung können die wenigsten eine reguläre Qualifikation erwerben oder einen Arbeitsplatz auf dem freien Arbeitsmarkt bekommen. Ohne Unterstützung sind häufig Armut und Abhängigkeit von staatlicher

Unterstützung sowie gesellschaftliche und soziale Isolation die Folgen. In Deutschland zum Beispiel gehören 54 Prozent der ehemaligen Teenager-Mütter im Alter von 30 Jahren zu den 20 Prozent der ärmsten Haushalte.

Eine kleine Anzahl junger Mütter mit höchst belasteten Biografien entwickelt jedoch auch erstmalig berufliche Ziele durch eine neuempfundene Verantwortung für ihr Kind.

> Von besonderer Bedeutung für die zukünftige Entwicklung ist, ob die jungen Mütter Unterstützung durch Partner, Eltern oder staatliche Einrichtungen erfahren.

Zusammenfassung

Junge Mütter, insbesondere noch ohne abgeschlossene Schul- oder Berufsausbildung, stehen vor besonderen Herausforderungen. Parallel müssen sowohl altersgemäße Entwicklungsaufgaben gemeistert werden wie auch Belastungen, die im Zusammenhang mit der neuen Familie und der Versorgung des Kindes auftreten. Dies führt ohne Unterstützung in den meisten Fällen zu einer Überforderung, bei der das Kindeswohl gefährdet sein kann. Die Tätigkeiten einer Familienhebamme bei der Unterstützung junger Familien bewegen sich schwerpunktmäßig in den Bereichen:

- Vermittlung grundlegender Fertigkeiten im Umgang mit dem Kind;
- Unterstützung bei der Strukturierung und Bewältigung des Alltags;
- Anregung/Hilfe bei der Suche nach einer beruflichen Perspektive bzw. der Fortführung der Ausbildung.

Die Zusammenarbeit mit anderen in diesem Bereich arbeitenden Institutionen ist dabei ausgesprochen wichtig.

Daniel Nakhla

Krisen und Umgang mit Krisen

Was ist eine Krise?

Klienten in Krisen äußern sich häufig folgendermaßen:

„Es ist alles aussichtslos, ich habe alles probiert, aber nun bin ich am Ende."

In diesem Fall greifen frühere Bewältigungsstrategien nicht mehr oder können nicht mehr mobilisiert werden. Dabei wäre ein vergleichbares Problem mitunter früher oder unter anderen Umständen lösbar gewesen.

Ganz allgemein kann man sagen:

> Eine Krise stellt ein „drastisch erlebtes Ungleichgewicht zwischen Anforderung und Möglichkeit dar" (Rausch, 2006, S. 87).

Durch welche Anlässe gerät jemand in eine Krise?

Personen geraten manchmal schon durch scheinbar geringe Anlässe in Krisen. Häufig fehlt in solchen Fällen ein unterstützendes soziales Netzwerk.

Manchmal rühren gering scheinende Ereignisse an „alten Wunden" und führen dann zu Krisen. In einem Beispiel berichtet Müller (1996) von einem 65-jährigen Mann, der beim Krisendienst anruft und sich das Leben nehmen möchte, nachdem seine Tochter ihn nicht zu Weihnachten eingeladen hat. Der Hintergrund der Krise waren massive Verlassenheitsgefühle, nachdem die Partnerin gestorben war und der Klient völlig vereinsamt und zurückgezogen lebte.

Es können aber auch äußerlich gesehen positive Ereignisse wie die Geburt eines Kindes oder eine Beförderung sein, die aufgrund der zunehmenden Anforderungen Angst machen und deshalb zu einer Krise führen.

Häufig verwechselt werden in diesem Zusammenhang Auslöser und Wurzel beziehungsweise Ursache einer Krise.

> Der Auslöser einer Krise muss nicht dessen Ursache sein!

18

Gibt es verschiedene Arten von Krisen?

In der Literatur wird zwischen Entwicklungs- und Veränderungskrisen auf der einen Seite und traumatischen Krisen auf der anderen Seite unterschieden.

Entwicklungs- und Veränderungskrisen treten in so genannten Übergangs- oder „Schwellensituationen" auf, etwa im Zusammenhang mit der Hochzeit oder der Geburt eines Kindes oder am Ende der Ausbildung, dem Übergang zum Beruf, im Rahmen von beruflichen Veränderungen oder der Pensionierung.

Traumatische Krisen unterscheiden sich von den Entwicklungs- und Veränderungskrisen durch ihre Plötzlichkeit und Unmittelbarkeit und sind für die Betroffenen meist nicht vorhersehbar. Beispiele dafür sind plötzliche Schicksalsschläge wie Tod, Trennung oder Krankheit.

Ob es sich um eine akute Krise handelt und ob diese in chronifizierter Form weiterbestehen bleibt, hängt davon ab, wie gut sie bewältigt wird oder wurde.

> Bei der Differenzierung zwischen akuter und chronischer Krise ist die Dauer der bestehenden Schwierigkeiten entscheidend.

Der ursächliche Krisenanlass einer chronischen Krise ist als solcher häufig nicht mehr direkt ersichtlich. Stattdessen finden sich wenig konstruktive Bewältigungsstrategien wie Alkohol- und Medikamentenmissbrauch, häufig begleitet von gedrückter Stimmung, sozialem Rückzug, Misstrauen, psychischer Labilität, latenter Suizidalität und (psycho-)somatischen Beschwerden.

Wie wird eine Krise erlebt?

Die Betroffenen einer akuten Krise sind innerlich stark angespannt und unter Druck, häufig sehr erregt und schwanken zwischen extremen Stimmungslagen. Insgesamt wird die aktuelle Situation als sehr negativ erlebt, teilweise sehen sich die Betroffenen einseitig in der Rolle des Opfers. Die Fähigkeit, an Alternativen oder Perspektiven zu denken und diese auch umzusetzen, ist deutlich eingeschränkt. Mitunter ist bereits die Wahrnehmung von Problemen herabgesetzt.

Die Umsetzung von Hilfsangeboten scheitert einerseits oft an der schlechten psychischen Verfassung der Betroffenen, häufig aber auch an mangelnder äußerer Unterstützung.

> Beim Wunsch zu helfen, ist es wichtig zu bedenken, dass Menschen in Krisen Informationen oft nur schwer oder unvollständig und verzerrt aufnehmen.

Krisen, ein Fall für professionelle Helfer?

In der Mehrzahl der Krisen ist keine professionelle Hilfe notwendig. Familie und Freunde, aber auch die Kompensation durch den Beruf können helfen. Entscheidend ist, wie belastend eine Krise erlebt wird und ob ein soziales Netzwerk unterstützend im Hintergrund besteht.

Als Helfer fühlt man sich einem Menschen in der Krise gegenüber manchmal selbst hilflos und ohnmächtig. Der Ruf nach einem professionellen Helfer dient dann mitunter dazu, solche unangenehmen Gefühle loszuwerden. Krisenpatienten werden oft herumgereicht, bräuchten aber gerade in solch einer Situation eine verlässliche Bezugsperson.

Davon abzugrenzen ist eine bewusste Hinzunahme von professionellen Helfern, wenn man an eigene Grenzen stößt. Dies sollten Sie auf jeden Fall immer dann tun, wenn auch nur annäherungsweise der Verdacht besteht, jemand könne sich das Leben nehmen wollen.

Suizidale Krisen

Suizidale Krisen sind besonders zugespitzte Krisen, bei denen als „Lösungsweg" der Freitod in Erwägung gezogen wird. Der Wunsch, endlich seine Ruhe zu haben oder alles hinter sich zu lassen, scheint vielen Menschen in Krisen verlockend. Ihnen ist dabei oft nicht klar, dass diese Lösung unumkehrbar und endgültig ist. Dies steht häufig im Widerspruch zum Auslöser oder der zugrundeliegenden Problematik einer Krise, welche in den meisten Fällen vorübergehend sind.

Auch Sie können prinzipiell in die Situation kommen, unverzüglich handeln zu müssen, da Sie eine enge Bezugsperson für die Familien sind. In solch einer Situation sollten Sie sich jedoch unbedingt fachliche Unterstützung bei Krisennotdiensten oder dem diensthabenden Arzt in der Psychiatrie holen.

Eine Möglichkeit, Suizidalität zu erfragen, ist:

> „Wenn einen so viel belastet, kann man manchmal den Gedanken haben, es wäre besser, nicht mehr da zu sein. Kennen Sie solche Gedanken?"

Wenn ja: „Wie konkret sind diese Gedanken" und „Was hält Sie momentan davon ab?"

> Bei dem Verdacht auf suizidale Absichten: Fragen Sie danach! Die Vorstellung, jemanden dadurch erst auf suizidale Ideen zu bringen, ist falsch.

18

137

Wenn die Gedanken bereits konkrete Formen angenommen haben, sollten Sie nicht zögern, mit dem- oder derjenigen in die Ambulanz einer psychiatrischen Klinik zu gehen (vorher kurz anrufen) oder einen Psychiater aufzusuchen. Gegen ihren Willen können Patienten nur durch die Polizei oder einen Arzt eingewiesen werden.

Krisenintervention

Die Krisenintervention stellt eine unmittelbare, jedoch zeitlich begrenzte Hilfe dar.

Im Mittelpunkt steht dabei die Hilfe zur Selbsthilfe. Dabei sollen Alternativen zum Rückzug angeregt und das soziale Netzwerk der Betroffenen aktiviert werden. Die Betroffenen sollen wieder in die Lage versetzt werden, selbst Entscheidungen zu treffen und diese umzusetzen. Auch wenn es den Betroffenen sehr schlecht geht, bedeutet dies nicht, ihnen alles abzunehmen. Es ist gerade wichtig für sie zu spüren, etwas aktiv bewegen zu können, auch wenn es nur etwas Kleines ist.

Ein Beispiel für ein Kriseninterventionsprogramm ist BELLA (nach Lahninger & Lembden aus Sonneck, 2000):

B Beziehung aufbauen

E erfassen und befassen mit der Situation:

  Anlass der Krise, derzeitige Lebenssituation, mögliche Veränderungsmöglichkeiten

L Leute einbeziehen, die unterstützen

L Linderung der Symptomatik:

  zum Beispiel Schwierigkeiten nach deren Dringlichkeit ordnen, eingehen auf die emotionale Situation

A Ansätze zur Problembewältigung gemeinsam erarbeiten/unterstützen

Im Folgenden sind zwei Verhaltensweisen angeführt, in die man als Helfer manchmal ungewollt hineingerät:

Zu große Distanz: Wenn alles nichts „nützt", werden unliebsame Menschen gern an so genannte „Experten" abgeschoben (was etwas anderes ist, als professionelle Hilfe hinzuzuziehen). Innere Distanz äußert sich manchmal auch in versteckter Weise. Dann wird versucht, die Probleme des Anderen zu relativieren („Ist doch nicht so schlimm!") oder ihn durch Argumente zu überzeugen. Der Betroffene fühlt sich dann jedoch nicht in seinem Leid gesehen und verstanden.

Zu große Verwicklung: Dies ist der Fall, wenn die Distanz zu den Gefühlen der Betroffenen verlorengeht oder wenn man ganz besonders aktiv ist und den Betroffenen dadurch die Chance nimmt, ein Stück Selbstverantwortung in der Krise zu bewahren.

Sind Krisen grundsätzlich etwas Schlechtes?

Krisen gehören zum Leben dazu und sind an sich „keine psychische Störung, sondern eine unter bestimmten Bedingungen entstehende natürliche Warn- und Bewältigungsreaktion. Dabei wird die Bewältigungs- und Entwicklungsfähigkeit der Betroffenen leicht übersehen" (Sonneck, 2000, S. 21).

Krisen können durchaus eine sinnvolle Reaktion auf gravierende Lebensereignisse sein. Ob es zu einer Neuorientierung mit einer Erweiterung der eigenen Fähigkeiten kommt oder zu einer Stagnation und Chronifizierung, hängt jedoch vom Umgang mit einer Krise ab.

Sehr schön finden sich diese beiden Möglichkeiten in dem chinesischen Schriftzeichen für Krise wieder.

Das chinesische Schriftzeichen für Krise ist aus zwei Teilen zusammengesetzt: aus einem Zeichen für Gefahr und einem für Chance.

Zusammenfassung

Krisen kann man als massive Überforderungssituationen verstehen, die häufig im Zusammenhang mit neuen Anforderungen zum Beispiel bei Lebensumbrüchen auftreten. Zudem können Menschen auch aufgrund unerwarteter und traumatischer Erlebnisse in Krisen kommen. Ob diese bewältigt werden oder in chronifizierter Form weiterbestehen, hängt von Umgang mit einer Krise ab. Das soziale Umfeld ist in solchen Zeiten besonders gefragt. Fehlt diese Form der Unterstützung oder reicht nicht aus, sind professionelle Helfer wie Psychotherapeuten, Psychiater und Beratungsstellen gefragt.

Teil jeder so genannten Krisenintervention ist eine zeitnahe Hilfe mit dem Ziel, die Betroffenen darin zu unterstützen, wieder entscheidungs- und handlungsfähig zu werden. Eine Krisenintervention ist eine zeitlich sehr begrenzte Intervention, kann aber in eine längerfristige Behandlung wie zum Beispiel eine ambulante Psychotherapie übergehen.

18

Kai Götzinger

Institutionen im Bereich Familienhilfe und sozialrechtliche Aspekte

Ein Großteil der Familien, die von Familienhebammen betreut werden, erhält zusätzliche Unterstützung, interessiert sich dafür oder könnte von solcher profitieren. Dabei kann auf eine Vielzahl an Unterstützungsmöglichkeiten zurückgegriffen werden. Diese werden in den häufigsten Fällen vom Staat selbst vorgehalten oder wurden an andere, so genannte freie Träger sozialer Einrichtungen vergeben. Daneben existieren zahlreiche Vereine und Stiftungen, die sich sozial engagieren und als Unterstützer für Familien in Frage kommen. Das jeweilige Angebot an Unterstützungsmöglichkeiten ist von Region zu Region äußerst verschieden. In jedem Fall kann es die Arbeit einer Familienhebamme sinnvoll ergänzen. Deshalb soll der Beitrag unter anderem dazu ermuntern, sich mit den lokalen Hilfsangeboten und Unterstützungsmöglichkeiten vertraut zu machen und mit den dort tätigen Personen eine möglichst enge Zusammenarbeit anzustreben. Eine Zusammenarbeit, welche Kontaktaufnahme und damit die Weitergabe geschützter Daten im Sinne der Schweigepflicht bedeutet, setzt in der Regel die Kenntnis und Zustimmung der betroffenen Personen voraus.

In diesem Kapitel werden ausgewählte rechtliche Fragen exemplarisch behandelt und Unterstützungsmöglichkeiten aufgezeigt. Rechtsgrundlagen der Arbeit als Familienhebamme, deren Einbindung in umschriebene Projekte und deren jeweiliger Kooperationsstruktur müssen im Einzelfall geklärt werden. Am Ende des Kapitels befindet sich eine Sammlung hilfreicher Weblinks.

Die Notwendigkeit der Vernetzung

In den vergangenen Jahren wurde zunehmend erkannt, dass sich Säuglinge und deren Eltern nicht selten in Risikokonstellationen befinden, die zu erheblichen Fehlentwicklungen führen können, weshalb der Ruf nach „sozialen Frühwarnsystemen" lauter wurde. Deshalb wird die Tätigkeit von Familienhebammen aktuell in einigen Projekten als Leistung staatlicher Fürsorge finanziert, um solchen Fehlentwicklungen rechtzeitig entgegenzuwirken.

Eine Studie des Deutschen Jugendinstitutes im Auftrag des Bundesfamilienministeriums weist darauf hin, dass soziale Frühwarnsysteme dann effektiv funktionieren können, wenn auf lokaler Ebene eine möglichst dichte Vernetzung aller sozialen Hilfeeinrichtungen hergestellt (Helming et. al., 2006). Ausdrücklich wird auf die Bedeutung der Schnittstelle zwischen öffentlicher Gesundheitsfürsorge (Gesundheitsamt) und Jugend- und Familienhilfe (Jugendamt) hingewiesen.

Dementsprechend wird innerhalb der Projekte, in denen Familienhebammen zum Einsatz kommen, eine möglichst enge Zusammenarbeit von Familienhebammen, Gesundheits- und Jugendamt angestrebt. Es scheint möglich, dass zukünftig Familienhebammen in diesem Bereich ein Bestandteil der staatlichen Fürsorgestruktur werden (Zu dieser Thematik finden Sie weitere Informationen im Kapitel 2 „Familienhebammen im Wandel der Zeit – Rückblick, aktueller Stand und Perspektiven".).

Aufgaben und Strukturen der Kinder- und Jugendhilfe

Die Aufgaben des Jugendamtes werden im achten Sozialgesetzbuch (SGB VIII), Kinder- und Jugendhilfegesetz, präzisiert. Darin enthalten sind unter anderem:

- Förderung der Jugendarbeit (Paragrafen 11 bis 14);
- Leistungen zur Förderung der Erziehung innerhalb der Familie (§§16 bis 21);
- Förderung von Kindern in Tageseinrichtungen und Tagespflege (§§ 22 bis 26) sowie
- Hilfen zur Erziehung (§§ 27 bis 35, 36, 37, 39, 40).

Darüber hinaus berät das Jugendamt bei Adoptionen, Unterhaltsstreitigkeiten, bei Sorge- und Umgangsrecht sowie bei vielen weiteren Problemfeldern im Umfeld von Erziehung. Dem Jugendamt kommt also eine Vielzahl an Aufgaben zu. Die häufig mit der Behörde assoziierte Tätigkeit, „Kinder aus Familien heraus zu nehmen", ist folglich nur eine unter vielen Aufgaben und wird in Paragraf 42 SGB VIII „Inobhutnahme von Kindern und Jugendlichen" präzisiert. Das Jugendamt verfügt zudem mit dem Allgemeinen Sozialen Dienst (ASD) über eine Einrichtung, die unter anderem Beratung und Hilfen in Konfliktlagen bürgernah anbietet.

Neben den genannten Tätigkeiten und Unterstützungsangeboten des Jugendamtes erfolgt die staatliche Leistungserbringung zum einen durch so genannte freie Träger der Jugendhilfe (ca. 21.600 Einrichtungen deutschlandweit,

Stand 2006) sowie weitere von öffentlicher Hand finanzierte Beratungszentren (ca. 7.200 Einrichtungen deutschlandweit, Stand 2006), an die das lokale Jugendamt seine Aufgaben vergibt. Dem Jugendamt kommt dabei die Aufsichtspflicht über den Gesamtbereich Jugendhilfe zu.

Große freie Träger der Jugendhilfe sind der Deutsche Caritasverband e.V., das Diakonische Werk, die Arbeiterwohlfahrt, der Paritätische Wohlfahrtsverband und andere. Neben den Beratungsstellen vor Ort wird von manchen Institutionen Online-Beratung als besonders niedrigschwelliger Zugang zu einer Beratung angeboten.

Der ASD sowie die freien und öffentlichen Träger der Jugendhilfe sollten grundlegender Bestandteil jeder lokalen Netzwerkbildung zur Steigerung der Effektivität früher Hilfen sein. Familienhebammen können dort im Bedarf weitere Hilfen für risikobelastete Familien organisieren. Die Kontaktaufnahme bedarf nach aktueller Rechtslage (§ 203 Strafgesetzbuch [StGB]) in jedem Fall der Zustimmung und schriftlichen Schweigepflichtentbindung seitens der Familie. Gleichzeitig muss nach bestehendem Gesetz Kindeswohlgefährdung angezeigt werden. Darin verdient der § 8a Schutzauftrag bei Kindeswohlgefährdung (SGB VIII) besondere Berücksichtigung. Hierin unternimmt der Gesetzgeber den Versuch, die Einschätzung des Gefährdungsrisikos durch das Jugendamt gemeinsam mit dazu verpflichteten Kooperationseinrichtungen verbindlich zu regeln. Nach Auffassung von Harald Horschitz (2007), dem Justiziar des Deutschen Hebammenverbandes, gehören die Familienhebammen zunächst nicht zu den „insoweit erfahrenen Fachkräften" im Sinne des § 8a, Abs. 2 SGB VIII. Allerdings können Familienhebammen durch vertragliche Vereinbarungen im Rahmen der Kooperation mit Jugendhilfeeinrichtungen an diesen Paragraphen gebunden werden.

Die im § 8a zum Ausdruck gebrachten Bemühungen um eine Verbesserung des Jugendschutzes werden häufig einseitig als eine „Meldepflicht" interpretiert, der datenschutzrechtliche Bedenken entgegenstehen. Als eine Art Kompromiss wird vorgeschlagen, den § 8a als eine Verpflichtung zur intensiven Dokumentation über etwaige potenzielle Risikofaktoren zu betrachten. Dabei sollte innerhalb der aufsuchenden Arbeit jederzeit überprüft werden, ob die eigenen Unterstützungsmöglichkeiten ausreichend sind oder ob weitere Hilfen zur Betreuung der Familie hinzugezogen werden müssen. Bei dieser Dokumentation und Einschätzung können die Heidelberger Belastungsskala (HBS)[13] oder der Stuttgarter Kinderschutzbogen[14] zum Einsatz gebracht werden.

Beide Instrumente bieten Anhaltspunkte, anhand derer Hinweise für Risikokonstellationen ersichtlich und dokumentiert werden können. Zudem sind eine Kontaktaufnahme mit dem örtlichen Jugendamt und eine gemeinsame Verständigung darüber, was unter dem Begriff Kindeswohlgefährdung zu verstehen ist, anzuraten. Das Jugendamt kann Kontaktpersonen benennen, an die man sich im Falle einer Kindeswohlgefährdung wendet. Eine umfassende Zusammenstellung über Aspekte der Kindeswohlgefährdung bietet auch das vom Deutschen Jugendinstitut veröffentlichte „Handbuch Kindeswohlgefährdung". Dies ist auch im Internet zugänglich (siehe Linksammlung am Ende des Kapitels).

Sozialrechtliche Aspekte im Rahmen der Arbeit einer Familienhebamme am Beispiel konkreter Fragestellungen

Neben den im Kapitel 20 „Sicherstellung grundlegender finanzieller Mittel für Familien" vorgestellten Unterstützungsmöglichkeiten treten im Rahmen der Arbeit als Familienhebamme Fragestellungen auf, die sozialrechtliche Aspekte betreffen. In der Regel wird es im Einzelfall immer einer juristischen Überprüfung bedürfen, um zu verbindlichen Aussagen zu kommen. Gleichwohl können die nachfolgend vorgestellten Informationen, Familienhebammen, Eltern unter anderem eine erste Orientierung geben, welche grundlegenden Rechte und Pflichten sie haben.

Bekomme ich Unterstützung, wenn es zu einem gerichtlichen Verfahren kommt?

Durch das Beratungshilfegesetz sowie das Gesetz über Prozesskostenhilfe soll sichergestellt werden, dass alle Bürgerinnen und Bürger unabhängig von ihren finanziellen Mitteln auf den Rat und die Unterstützung juristischer Fachleute zurückgreifen und gegebenfalls Gerichte zur rechtlichen Klärung etwaiger Streitigkeiten anrufen können. Im Beratungshilfegesetz werden Menschen mit niedrigem Einkommen, meist gegen eine geringe Eigenleistung, Rechtsberatung und Rechtsvertretung außerhalb eines gerichtlichen Verfahrens zugesichert. Falls ein Gericht angerufen werden muss, kann Prozesskostenhilfe in Anspruch genommen werden, wonach die Kosten der Prozessführung ganz oder anteilig vom Staat getragen werden.

---

13 Kontaktaufnahme über www.keinerfaelltdurchsnetz.de
14 Bestellung gegen eine Gebühr von fünf Euro bei Wulfhild Reich (wulfhild.reich@stuttgart.de)

Dabei beziehen sich die juristische Beratung beziehungsweise Prozesskosten-hilfe auf nahezu alle Rechtsbereiche. Beispielhaft sollen das Zivilrecht (z.B. Kaufrecht, Mietsachen, Scheidungs-, Unterhaltssachen, Erbstreitigkeiten), das Arbeitsrecht (z.B. bei Kündigung des Arbeitsverhältnisses), das Verwaltungs-recht (z.B. Sozialhilfe, Wohngeld) und das Sozialrecht (z.B. in Renten- und Ver-sorgungsangelegenheiten, in Fragen zur Arbeitslosenversicherung oder -unter-stützung) genannt werden.

Um die juristische Unterstützung zu erhalten, muss sich die betroffene Per-son zunächst an das für sie zuständige Amtsgericht und den dortigen Rechts-pfleger wenden. Ist man entsprechend seiner privaten und wirtschaftlichen Verhältnisse beratungsberechtigt, wird die Rechtsberatung entweder durch das Amtsgericht selbst geleistet oder man erhält einen Berechtigungsschein, mit Hilfe dessen man sich an einen Rechtsanwalt wenden kann.

Was ist zu beachten, wenn Unsicherheiten bezüglich der Vaterschaft bestehen?

Ergeben sich Unsicherheiten, wer Vater eines Kindes ist, so kann die Vaterschaft angefochten werden. Eine Vaterschaft anfechten können der Mann, der zum Zeitpunkt der Geburt mit der Mutter verheiratet ist, der Mann, der die Vater-schaft zuvor anerkannt hat, die Mutter sowie das Kind. Eine solche Anfechtung muss innerhalb einer Frist von zwei Jahren seit dem Zeitpunkt, an dem erst-mals berechtigte Zweifel an der Vaterschaft aufgetreten sind, geschehen. Das betroffene Kind kann mit Eintritt in das Erwachsenenalter selbst die Vater-schaft anfechten ohne Beachtung dieser Frist.

Die rechtlichen Bestimmungen zu Vaterschaftstests (genetischen Untersu-chungen, mit deren Hilfe Vaterschaft nahezu irrtumsfrei nachgewiesen werden kann) wurden im Februar 2008 geändert. Demnach sollen diejenigen Perso-nen, die eine Gewebeprobe zur genetischen Nachweisuntersuchung der Vater-schaft (Vaterschaftstest) abgeben müssen, der Untersuchung zustimmen. Wird diese Zustimmung jedoch verweigert, ist es Sache des Familiengerichts, die Abgabe einer entsprechenden Gewebeprobe zu verlangen.

Wer hat das Sorgerecht für das Kind?

Die Fürsorge und Verantwortung der Eltern für ihre minderjährigen Kinder, insbesondere ihre Verpflichtung, diese zu pflegen und zu erziehen, sowie das Recht, dies nach ihren Vorstellungen zu tun, wird „elterliche Sorge" genannt (vgl. §§ 1626 ff. Bürgerliches Gesetzbuch [BGB]). Verheiratete Eltern haben

19

dieses Sorgerecht gemeinsam inne. Für unverheiratete Eltern besteht die Möglichkeit, dass eine so genannte „Gemeinsame Sorgeerklärung" abgeben wird und sich dann beide das Sorgerecht teilen. Geben die unverheirateten Eltern keine Sorgeerklärungen ab, hat die Mutter die alleinige elterliche Sorge.

Sind die Eltern gemeinsam sorgeberechtigt und trennen sich, so besteht die gemeinsame Sorge fort, gleichgültig ob sie verheiratet sind oder nicht. Beantragt jedoch ein Elternteil die alleinige elterliche Sorge und bleibt die Zustimmung des anderen dazu aus, so muss das Familiengericht über das Sorgerecht entscheiden. Etwa die Hälfte der Eltern übt nach einer Trennung oder Scheidung das Sorgerecht weiterhin gemeinsam aus. Dies kann dem Kindeswohl dienen, wenn beide zur Kooperation bereit und fähig sind. Auch wenn letzteres nicht von Anfang an gelingt, besteht die Möglichkeit, sich bezüglich der Ausübung der gemeinsamen Sorge beraten zu lassen (vgl. SGB VIII, § 17, § 18) – Anbieter sind in den meisten Fällen der ASD sowie Träger der freien Jugendhilfe. Entsprechende Adressen können über das Jugendamt ermittelt werden.

Wozu dient das Umgangsrecht?

Durch das Umgangsrecht soll sichergestellt werden, dass auch nach einer Trennung der Eltern ein Kind nicht aus seinen gewachsenen familiären Strukturen genommen wird, sondern die Beziehungen, die dem Wohl des Kindes zuträglich sind, weiter gepflegt werden. Das Recht auf Umgang haben das Kind selbst, die Eltern, Geschwister und Großeltern sowie weitere Personen, mit denen das Kind über eine längere Zeit zusammengewohnt oder sehr engen Kontakt gehabt hat.

Die Ausgestaltung des Umgangsrechts, also die Frage, wie oft, wann und für wie lange das Kind Kontakt zu der jeweiligen weiteren Person hat, obliegt den Personen selbst. Gelingt eine einvernehmliche Einigung der Beteiligten untereinander nicht, so kann auf die Unterstützung des Jugendamtes oder anderer Beratungsstellen zurückgegriffen werden. Bleiben verbindliche Absprachen seitens der oftmals hochstrittigen Parteien aus, kann auch das Familiengericht die Ausgestaltung des Umgangsrechts übernehmen und genaue Umgangszeiten bestimmen.

Vom Familiengericht kann das Umgangsrecht auch eingeschränkt oder sogar ausgeschlossen werden. Dies geschieht immer dann, wenn dies zum Wohl des Kindes erforderlich ist wie bei Gewalt, Suchtmittelabhängigkeit oder psychischer Erkrankung der Eltern.

Elternteile, die zum Teil über Jahre hinweg keinen Kontakt zum Kind hatten, bekommen oftmals dennoch ein Umgangsrecht eingeräumt. Dies ist in der Regel jedoch mit der Auflage verbunden, dass der Kontakt zum Wohl des Kindes angebahnt wird. Der so genannte „Begleitete Umgang" findet im Beisein einer pädagogisch-psychologischen Fachkraft statt.

Was beinhaltet das Aufenthaltsbestimmungsrecht?

Das Aufenthaltsbestimmungsrecht ist Teil des Sorgerechts und gibt dem beziehungsweise den Sorgeberechtigten das Recht, den Wohnort des Kindes festzulegen. In der Regel haben gemeinsam sorgeberechtigte Eltern ein gemeinsames Aufenthaltsbestimmungsrecht. Demnach sind Wohnortwechsel über weite Distanzen, bei denen sich die Umwelt des Kindes wesentlich verändert, Entscheidungen, die beide Eltern (auch nach einer Trennung!) gemeinsam treffen müssen.

Das Aufenthaltsbestimmungsrecht kann auf Antrag vom Sorgerecht getrennt werden, wenn dies dem Kindeswohl entspricht. Dem Antrag dazu entsprechen Familiengerichte häufig, wenn die potenzielle Gefahr besteht, dass ein Elternteil das Kind gegen den Willen des anderen Sorgeberechtigten ins Ausland bringen könnte.

Nützliche Weblinks

Sozialrechtliche Aspekte:

http://213.133.108.158/asd/ASD_Inhalt.htm
Handbuch Kindeswohlgefährdung – umfassende Zusammenstellung zum Thema Kindeswohlgefährdung – sehr empfehlenswertt

www.bundesrecht.juris.de/sgb_8
aktueller, vollständiger Gesetzestext

www.dijuf.de
Deutsches Institut für Jugendhilfe und Familienrecht – Beratung und Expertisen im gesamten Rechtsbereich der Jugendhilfe

www.fruehehilfen.de
Nationales Zentrum Frühe Hilfen – unter anderem Zusammenstellung aller laufenden Projekte im Bereich früher Hilfen; aktuelle Rechtslage

19

Freie Träger der Jugendhilfe:

www.beratung-caritas.de
Online-Beratung, die zum Teil auch in eine persönliche Beratung vor Ort überführt werden kann; zunächst völlig anonym

www.caritas.de
Deutscher Caritasverband – Weiterleitung zu regionalen Hilfsangeboten, deutschlandweit

www.dajeb.de
Deutsche Arbeitsgemeinschaft für Jugend- und Eheberatung e.V. – Suchmaschine für Hilfsangebote, die circa 12.000 Beratungsstellen deutschlandweit umfasst

www.der-paritaetische.de
Paritätischer Gesamtverband – Paritätischer Wohlfahrtverband; großes Online-Beratungsangebot, regionale Hilfsangebote deutschlandweit

www.diakonie.de
Diakonisches Werk – bundesweiter Verband sozialer Einrichtungen, großes Unterstützungsangebot in nahezu allen Regionen

www.donumvitae.org
neben Schwangerenkonfliktberatung auch Beratung zu allen Fragen die Schwangerschaft sowie die Zeit nach der Geburt betreffend

www.profamilia.de
qualifizierte Informationen über Unterstützungsmöglichkeiten während und nach der Schwangerschaft

Allgemeine Informationen:

www.bmfsfj.de
Bundesministerium für Familie, Senioren, Frauen und Jugend

www.bzga.de
Bundeszentrale für gesundheitliche Aufklärung – hochwertiges Informationsmaterial zu allen gesundheitsrelevanten Fragen in der Zeit der Schwangerschaft sowie der frühen Kindheit und darüber hinaus

www.destatis.de
Statistisches Bundesamt Deutschland – Stichwort „Jugendhilfe"

www.gaimh.de
Gesellschaft für seelische Gesundheit in der frühen Kindheit e.V. – Überblick über Beratungsangebote für Eltern mit Säuglingen deutschlandweit

www.familienhandbuch.de
sehr empfehlenswert, bietet umfassende Informationen zu einer Vielzahl an Fragen um Unterstützungsmöglichkeiten und Hilfsangebote

Marisa Benz

Sicherstellung grundlegender finanzieller Mittel für Familien

Finanzielle Schwierigkeiten und existenzielle Nöte gehören heute mit zu den vordringlichsten Problemen vieler junger Familien. Es bleibt daher nicht aus, dass auch Familienhebammen mit dieser Thematik in Berührung kommen und von Familien um Rat gebeten werden. Das vorliegende Kapitel soll einen knappen Überblick über die grundlegenden finanziellen Unterstützungsmöglichkeiten junger Familien geben, nicht ohne jedoch einige grundsätzliche Hinweise zur finanziellen Beratung von Familien vorweg zu schicken:

Die sozialen Hilfen in Deutschland sind ein sehr komplexes Feld, in dem sich regelmäßig Änderungen und Neuerungen ergeben und häufig sehr spezifische Regelungen gelten. Die Möglichkeiten einer finanziellen Unterstützung sind zudem immer abhängig von regionalen Gegebenheiten und den jeweiligen Lebensumständen einer Familie. Die finanzielle Beratung von Familien gehört schon aus diesen Gründen nicht zum originären Aufgabenbereich einer Familienhebamme, sondern in die Hände von anerkannten Schwangerenberatungsstellen (wie pro familia, Beratungsstellen kirchlicher Träger etc.), deren BeraterInnen laufend auf diesem Gebiet fortgebildet werden.

Im Mittelpunkt der aufsuchenden Arbeit bei einer Familie sollte zudem auch immer die Nachhaltigkeit stehen. Die Familie soll durch die Unterstützung der Familienhebamme dazu befähigt werden, später auch ohne diese zurechtzukommen. Viel entscheidender als die inhaltliche Kenntnis finanzieller Hilfemöglichkeiten ist es für Familienhebammen daher, Familien den Gang zu einer Beratungsstelle aufzuzeigen. Dabei kann die Arbeit darin bestehen, eine Familie überhaupt erst einmal darüber zu informieren, dass ihr möglicherweise Hilfen zustehen und dass es Stellen gibt, an denen sie sich über ihren Anspruch informieren kann. Möglicherweise ist es bei einigen Familien notwendig, den ersten Schritt in Richtung Beratungsstelle mit ihnen zusammen zu gehen und beispielsweise die Terminvereinbarung am Telefon gemeinsam zu erledigen.

20

Geldsorgen sind für viele Familien ein sehr schambehaftetes Thema und viele schrecken davor zurück, Geld vom Staat anzunehmen. Die Aufgabe einer Familienhebamme ist in einem solchen Fall, den Familien die Scheu zu nehmen und sie dazu zu ermutigen, sich zumindest einmal beraten zu lassen. Es ist ermutigend für Familien, daran erinnert zu werden, dass sie mit dem Großziehen ihrer Kinder einen wichtigen Beitrag für die Gesellschaft leisten.

Es ist immer empfehlenswert, bei finanziellen Fragen ein Beratungsgespräch bei einer Schwangerenberatungsstelle zu vereinbaren. In einem solchen Gespräch kann, spezifisch auf die Lebenssituation einer Familie abgestimmt, geklärt werden, welche Möglichkeiten finanzieller Unterstützung vorhanden sind.

Welche grundlegenden finanziellen Hilfen gibt es? An dieser Stelle sei darauf hingewiesen, dass im Folgenden lediglich grundsätzliche Regelungen zu sozialen Hilfen aufgeführt werden, die weder Anspruch auf Vollständigkeit erheben, noch alle Details und Voraussetzungen der einzelnen Hilfen wiedergeben können.

Bundesstiftung „Mutter und Kind – Schutz des ungeborenen Lebens"

Leistungen aus der Bundesstiftung erhalten Frauen und Paare mit sehr geringem Einkommen für die Erstausstattung des Kindes, Umstandskleidung etc. Bei Empfängern von Arbeitslosengeld II (ALG II) ändert sich der Anspruch. Die Einkommensgrenzen, Antragsfristen und Leistungen unterscheiden sich zwischen den einzelnen Bundesländern. Da der Antrag auf eine solche Stiftungsleistung in der Regel über eine anerkannte Schwangerenberatungsstelle (z.B. pro familia, kirchliche Beratungsstellen) gestellt werden muss, ist hier ohnehin ein Termin bei einer solchen Stelle erforderlich. Es besteht kein Rechtsanspruch auf diese Leistung.

Mutterschaftsgeld

Frauen, die bei einer gesetzlichen Krankenkasse versichert sind und in einem Arbeitsverhältnis stehen, erhalten während der Mutterschutzfrist – sechs Wochen vor der Geburt bis acht Wochen danach – Mutterschaftsgeld als Einkommensersatz. Dieses entspricht dem durchschnittlichen Nettogehalt der vorausgegangenen drei Monate. Es setzt sich zusammen aus dem Mutterschaftsgeld der Krankenkasse (Tagessatz Krankengeld), das durch den Arbeitgeber bis zum durchschnittlichen Nettogehalt aufgestockt wird. Für Privatpatientinnen, geringfügig Beschäftigte und nicht Berufstätige gelten Ausnahmeregelungen, die in einer gezielten Beratung erfragt werden können.

Kindergeld

Alle Eltern und Erziehungsberechtigte, die in Deutschland ihren Wohnsitz haben – Ausländer nur mit Aufenthaltserlaubnis oder -berechtigung –, erhalten für Kinder bis zum 18. Lebensjahr (für Kinder in Ausbildung bis zum 27. Lebensjahr und Kinder ohne Arbeitsplatz bis zum 21. Lebensjahr) Kindergeld. Für Kinder mit Behinderung, die nicht in der Lage sind, für ihren Lebensunterhalt selbst zu sorgen, wird zeitlich unbegrenzt Kindergeld bewilligt. Die Höhe des Kindergeldes beträgt zurzeit monatlich für das erste, zweite und dritte Kind jeweils 154 Euro und für jedes weitere Kind 179 Euro.

Kinderzuschlag

Eltern, deren Einkommen so gering ist, dass sie damit zwar ihren eigenen, nicht aber den Lebensunterhalt ihrer Kinder (unter 25 Jahre alt, unverheiratet und im selben Haushalt lebend) bestreiten können, erhalten zum Kindergeld einen zusätzlichen Kinderzuschlag. Der Kinderzuschlag beträgt derzeit maximal 140 Euro monatlich. Personen, die Sozialhilfe oder ALG II empfangen, haben keinen Anspruch auf einen Kinderzuschlag.

Elterngeld

Anspruch auf Elterngeld besteht für alle Eltern, die auf ihr Einkommen verzichten, um sich um ihr Kind zu kümmern (ihre wöchentliche Arbeitszeit darf 30 Stunden nicht überschreiten). Das Elterngeld wird über einen Zeitraum von maximal 14 Monaten ausgezahlt. Beide Elternteile können diesen Zeitraum frei untereinander aufteilen, ein Elternteil alleine kann allerdings höchstens zwölf Monate in Anspruch nehmen. Zwei weitere Monate sind als Option für den anderen Partner reserviert (bei Alleinerziehenden gelten Sonderregelungen). Das Elterngeld ersetzt 67 Prozent des nach der Geburt des Kindes wegfallenden monatlichen Erwerbseinkommens bis maximal 1.800 Euro. Auch nicht erwerbstätige Elternteile haben einen Anspruch, sie erhalten den Mindestsatz des Elterngeldes von derzeit 300 Euro. Geringverdiener, deren Einkommen niedriger ist als 1.000 Euro, erhalten etwas mehr als 67 Prozent.

20

Wohngeld

Wohngeld kann erhalten, wer Mieter einer/s Wohnung/Zimmers oder Eigentümer einer/s selbst genutzten Wohnung/Hauses ist und die Mietkosten beziehungsweise die monatliche Belastung nicht durch sein Erwerbseinkommen alleine bestreiten kann. Das gilt für Deutsche ebenso wie für Ausländer, die in der Bundesrepublik leben. Die Höhe des Wohngeldes hängt von der Zahl der Familienmitglieder ab, der Höhe des Familieneinkommens und der Höhe der Miete. Zur Miete zählt das Entgelt für Wohnraum, Kaltwasser, Abwasser, Müllgebühren und Treppenbeleuchtung, nicht aber die Kosten für Warmwasser und Heizung. Wenn die Miete unangemessen hoch ist, wird kein Zuschuss bezahlt.

Unterhaltsvorschuss

Falls nicht beide Eltern mit dem Kind zusammen leben, muss der Elternteil, der nicht mit dem Kind zusammen wohnt, diesem Unterhalt leisten. Die Höhe des Unterhalts bemisst sich nach dem Einkommen des unterhaltspflichtigen Elternteils und dem Alter des Kindes. Der Anspruch ist für eheliche und nicht eheliche Kinder gleich.

Als Richtlinie für die Unterhaltshöhe gilt in den alten Bundesländern und West-Berlin die „Düsseldorfer Tabelle", in den neuen Bundesländern und Ost-Berlin die „Berliner Tabelle".

Kann der unterhaltspflichtige Elternteil keine Unterhaltszahlungen leisten oder Zahlungen, die geringer sind als der Mindestsatz, kann ein Antrag auf Unterhaltsvorschuss gestellt werden. Der Unterhaltsvorschuss wird für maximal sechs Jahre und nur für Kinder unter zwölf Jahren bezahlt. In der Regel muss der Unterhaltsvorschuss beim zuständigen Jugendamt beantragt werden.

Arbeitslosengeld II

Die Grundsicherung ALG II, umgangssprachlich häufig als „Hartz IV" bezeichnet, ist eine Leistung, die den Bedarf des notwendigen Lebensunterhaltes decken soll. Sie ist zu unterscheiden vom ALG I, welches beim Eintritt in die Arbeitslosigkeit von der deutschen Arbeitslosenversicherung für einen bestimmten Zeitraum gewährt wird.

Trotz der Bezeichnung „Arbeitslosengeld" ist Arbeitslosigkeit keine notwendige Bedingung für den Bezug von ALG II, sondern es kann auch ergänzend zu einem geringen Einkommen oder ALG I gezahlt werden, um Menschen zu ermöglichen, ihre materiellen Grundbedürfnisse zu befriedigen. ALG II erhält, wer zwischen 15 und 64 Jahren alt, erwerbsfähig und hilfebedürftig ist oder mit einer solchen Person in einer Bedarfsgemeinschaft lebt. Keinen Anspruch haben Personen, deren Vermögen oder Altersvorsorge bestimmte Grenzen überschreiten. Kindergeld und Unterhaltszahlungen werden auf die Grundsicherung angerechnet, Elterngeld nicht. Angemessener Hausrat und Auto werden nicht angerechnet.

Die Grundsicherung setzt sich zusammen aus:

- Regelleistung von derzeit maximal 347 Euro monatlich (alle nicht erwerbsfähigen Angehörigen in einer Bedarfsgemeinschaft erhalten Sozialgeld von derzeit mindestens 208 Euro);
- Mehrbedarfszuschläge in bestimmten Situationen (z.B. für Schwangere und Alleinerziehende);
- Miete (Kaltmiete, Nebenkosten, Heizkosten, nicht jedoch Warmwasser);
- Krankenversicherung (Bezieher von ALG II sind pflichtversichert);
- einmalige Leistungen in Ausnahmefällen (z.B. Babyerstausstattung); diese können auch als Sachleistung gewährt werden.

Bei Bezug der Grundsicherung werden die Eltern generell nicht zu Unterhaltsleistungen herangezogen.

WICHTIGE HINWEISE ZUM BESUCH EINER SCHWANGERENBERATUNGSSTELLE:

- Die finanzielle Beratung von schwangeren Frauen und Familien mit kleinen Kindern bei den Beratungsstellen ist in der Regel kostenlos.
- Bei den meisten Beratungsstellen sollte vorher telefonisch ein Termin vereinbart werden.
- Es ist sinnvoll, sich schon bei der Terminvereinbarung zu informieren, welche Unterlagen eventuell zu dem Termin mitgebracht werden sollten. Damit kann verhindert werden, dass der Weg zur Beratung umsonst gemacht wird.
- Bei einzelnen Hilfen sind bestimmte Antragsfristen einzuhalten, deshalb ist es sinnvoll, sich frühzeitig (möglichst schon in der Schwangerschaft) einen Termin geben zu lassen.

20

Nützliche Weblinks

www.familienhandbuch.de
  Sehr empfehlenswert. Bietet umfassende Informationen zu einer Vielzahl an Fragen zu Unterstützungsmöglichkeiten und Hilfsangeboten.

www.bmfsfj.de
  Bundesministerium für Familie, Senioren, Frauen und Jugend. Auf der Seite findet sich unter Service zum Beispiel ein „Online-Rechner" für Elterngeld, Kinderzuschlag und Elternzeit.

www.dajeb.de
  Onlineberatungsführer zu regionalen Hilfsangeboten, deutschlandweit

www.sextra.de
  Möglichkeit der persönlichen E-Mail Beratung durch BeraterInnen von pro familia

http://cdl.niedersachsen.de/blob/images/C9021706_L20.pdf
  Merkblatt zum Unterhaltsvorschuss

www.wohngeld.de
  umfassende Informationen zum Thema Wohngeld

Kerstin Scholtes

Die U-Untersuchungen beim Kinderarzt

Die regelmäßigen Vorsorgeuntersuchungen durch Kinderärzte und Kinderärztinnen, auch „U-Untersuchungen" genannt, werden seit 1976 in Deutschland angeboten.

> Ziel der Vorsorgeuntersuchungen ist die Abwendung von Gefahren für die Gesundheit des Kindes durch rechtzeitige Diagnose von Verdachtsfällen und Planung möglicher Behandlungsschritte („Kinder-Richtlinien").

In diesem Sinne können die U-Untersuchungen beim Kinderarzt als primäre Prävention oder universelle präventive Intervention verstanden werden: Sie werden unabhängig von eventuell vorhandenen Risikofaktoren jedem Kind angeboten.

Die Reduktion von Risiken, die im Rahmen der U-Untersuchungen identifiziert werden, fällt in den Bereich der sekundären Prävention (Cierpka, 2005). Die zuständigen Kinderärzte und Kinderärztinnen tragen Sorge dafür, dass Kinder mit einer Verdachtsdiagnose beziehungsweise mit einem gesicherten Befund einer weiteren Diagnostik oder therapeutischen Maßnahme zugeführt werden („Kinder-Richtlinien").

Der Aspekt, dass die U-Untersuchungen von allen Eltern und ihren Kindern wahrgenommen werden können beziehungsweise in manchen Bundesländern mittlerweile verpflichtend sind, kann in hoch belasteten Familien den Eindruck einer Diskriminierung abschwächen. Trotzdem ist das Misstrauen gegenüber überwachenden Instanzen, als die auch Kinderärzte und Kinderärztinnen verstanden werden können, weiterhin hoch.

Für die meisten Eltern sind die Vorsorgeuntersuchungen jedoch wichtige Termine, da sie Rückmeldung über den Entwicklungsstand des Kindes erhalten und Gelegenheit zum Austausch über aktuelle Themen bezüglich Versorgung, Umgang mit altersspezifischen Anforderungen und Förderung des Kindes haben.

Gerade hoch belastete Familien haben aber aus einem Gefühl der Unzulänglichkeit und der Angst vor Diskriminierung heraus häufig die Tendenz, genau solche Treffen zu vermeiden. Für diese Eltern sind deshalb die Vermittlung von

21

155

Kenntnissen über Abläufe, Inhalte und Ziele der einzelnen Untersuchungen für die Entwicklung von Eigenmotivation von besonderer Bedeutung.

Zeitpunkte und Inhalte der U-Untersuchungen – eine Übersicht

Die U-Untersuchungen umfassen den Zeitraum direkt nach der Geburt bis zum sechsten Lebensjahr. Ergänzt werden sie durch die J1-Untersuchung im Alter von 13 bis 14 Jahren. Die Schwerpunkte der ersten U-Untersuchungen liegen zunächst im gesundheitlichen Bereich und weiten sich im Verlauf der Entwicklung des Kindes zunehmend auf psychosoziale Bereiche aus. Die ersten Untersuchungen werden meistens noch in der Klinik beziehungsweise im Rahmen der Geburtsnachsorge durchgeführt, der erste Besuch beim Kinderarzt oder der Kinderärztin findet in der Regel bei der U3 statt. Die Ergebnisse werden im gelben Vorsorgeheft dokumentiert, in dem sich neben den Seiten für die einzelnen Untersuchungen Perzentilkurven zur Beobachtung von Körpergröße, -gewicht und Kopfumfang, die bei jeder Untersuchung erhoben werden, befinden. Die körperliche Entwicklung wird dokumentiert, um Gedeihstörungen frühzeitig erkennen zu können. Bei jeder Vorsorgeuntersuchung findet außerdem eine Abklärung früherer Verdachtsdiagnosen statt.

BEFUNDE WERDEN ERHOBEN:

- durch körperliche Untersuchungen;
- durch Entwicklungstests;
- im Gespräch mit den Eltern oder weiteren Bezugspersonen des Kindes;
- in der Beobachtung von Eltern-Kind-Interaktionen oder der direkten ärztlichen Interaktion mit dem Kind.

Der Umgang der Eltern mit den Anforderungen, die die Versorgung des Kindes im Allgemeinen und in einzelnen Entwicklungsphasen im Besonderen an sie stellt, und ihre Fähigkeit, sich in das Kind einzufühlen und angemessen auf kindliche Signale zu reagieren, können im Gespräch und in der Beobachtung erfasst werden. Bedeutsam im Hinblick auf Eltern-Kind-Interaktionsstörungen sind Hinweise auf Überforderung der Eltern und mangelnde Möglichkeiten der Entlastung der Familie. Immer im ärztlichen Blick sollten psychische Erkrankungen von Mutter und Vater sein.

Im Folgenden werden die Inhalte der einzelnen Vorsorgeuntersuchungen kurz beschrieben, ergänzt durch Anmerkungen zu den einzelnen Entwicklungsstufen und Aspekten, auf die mit Blick auf frühkindliche Regulationsstörungen und Eltern-Kind-Interaktionsstörungen geachtet werden sollte. Ein Überblick über die kindliche Entwicklung in verschiedenen Bereichen findet sich in Kapitel 8 „Entwicklung im ersten Lebensjahr".

U1 – direkt nach der Geburt

Die Untersuchung wird direkt nach der Geburt durch einen Arzt oder eine Hebamme durchgeführt. Ziel ist das Erkennen lebensbedrohlicher Zustände oder augenfälliger Schäden und gegebenenfalls das Einleiten sofortiger Maßnahmen. Erhoben werden neben Körpergröße, Gewicht und Kopfumfang der pH-Wert in der Nabelschnur sowie die APGAR-Werte (Atmung, Puls [Herzschlag], Grundtonus [Muskeltonus], Aussehen [Hautfarbe], Reflexe). Beobachtet werden zudem Reifezeichen des Kindes sowie das Auftreten von Ödemen oder Gelbsucht. Neben der Untersuchung des Kindes werden anamnestische und Befundrisiken der Mutter erfasst. Eine Blutentnahme zur Früherkennung von Stoffwechselstörungen findet entweder im Rahmen der U1, spätestens aber am dritten Lebenstag statt. Das Kind erhält Vitamin K zur Vorbeugung gefährlicher innerer Blutungen.

Mit den Eltern besprochen werden kann hier das emotionale Erleben von Schwangerschaft und Geburt. Dabei sollte auf Äußerungen von Erschöpfung, Niedergeschlagenheit oder Trauer geachtet werden.

U2 – dritter bis zehnter Lebenstag

Diese auch Neugeborenen-Basisuntersuchung genannte Untersuchung kann entweder noch in der Geburtsklinik oder von dem zukünftigen Kinderarzt durchgeführt werden. Betrachtet werden im Rahmen der körperlichen Untersuchung:

21

- Organe (u.a. Herzgeräusche, Atemfrequenzstörung, Vergrößerung von Milz oder Leber, Hodenhochstand);
- das Skelettsystem (u.a. Auffälligkeiten in Größe oder Form des Kopfes, Deformierungen der Wirbelsäule, Hüftdysplasie, Fehlbildungen, Fehlhaltungen oder Deformierungen der Gliedmaße);
- Sinnesorgane (u.a. Motilitätsstörungen oder Anomalien der Augen, große Zunge, Lippen-Kiefer-Gaumenspalte, undurchgängige Nase, Fehlbildungen des Ohres);

- Motorik und Nervensystem (Auftreten von Hypo- oder Hypertonie, konstante Asymmetrien von Tonus, Bewegungen und Reflexen, Apathie, Übererregbarkeit, periphere Lähmung).

Im Gespräch werden die emotionale Verfassung der Eltern und die Verarbeitung des Geburtserlebens sowie das Erleben der häuslichen Situation erfragt. Zu denken ist an eine drohende Überlastung der Eltern und Anzeichen einer postpartalen Depression der Mutter. Auch die Ernährung des Kindes (Wird gestillt? Gibt es Trink- oder Schluckschwächen? Zeigt das Kind, ob es Hunger hat?) wird einer näheren Betrachtung unterzogen, um frühe Still- und Fütterinteraktionsprobleme zu erkennen. Im Kontakt ist der Umgang der Eltern mit dem Kind zu beobachten: Ist das Handling hilflos-unsicher oder uneinfühlsam? Wie erscheint die emotionale Bezogenheit von Eltern und Kind?

U3 – vierte bis sechste Lebenswoche

Spätestens diese Vorsorgeuntersuchung wird in der Regel von einem niedergelassenen Kinderarzt oder einer Kinderärztin durchgeführt. Teil dieser Untersuchung ist ein Hüftsonographie-Screening. Geachtet wird auf den Pflege- und Ernährungszustand des Kindes und in diesem Zusammenhang auch auf den Verlauf der Nahrungsaufnahme: Ist die Still-/Fütterinteraktion zwischen Mutter und Kind auffällig? Weiterhin betrachtet werden die Schritte zur Schlaf-Wach-Regulation des Kindes (z.B. verlängerte Einschlafphasen des Kindes mit vermehrtem Schreien, unzureichende Schlafphasen am Tag) und der Umgang der Eltern mit dieser Situation.

Mit Blick auf das Entstehen frühkindlicher Regulationsstörungen und Belastungen der Eltern-Kind-Beziehungen stellen sich folgende Fragen:

- Wie einfühlsam reagieren Eltern auf ihr Kind: Erkennen sie Signale und können sie ihre Handlungen entsprechend planen?
- Können Eltern angemessene Hilfen anbieten, die dem Kind die Entwicklung selbstregulativer Fähigkeiten ermöglichen?
- Lässt sich das Kind durch die ihm zukommenden Angebote beruhigen?
- Kommen Eltern mit den Veränderungen ihres Tagesrhythmus zurecht?
- Fühlen sie sich überwiegend fremdbestimmt und kommen nicht zur Ruhe?

U4 – dritter bis vierter Lebensmonat

Bei der U4 steht die zeitgerechte körperliche Entwicklung im Mittelpunkt der körperlichen Untersuchungen, um beispielsweise zerebrale Bewegungsstörungen aufzudecken.

Erfragt werden Befunde wie das Auftreten von Krampfanfällen, Trink- und Fütterschwierigkeiten, abnorme Stühle, fehlendes reaktives Lächeln, fehlende Kopfbewegungen zur Schallquelle und fehlendes Zusammenführen der Hände in der Mittellinie. Im Gespräch mit den Eltern können Aussagen zum Stand der Regulationsfähigkeit des Kindes gesammelt werden: Wie gestalten sich Schlaf-Wach-Rhythmus und Nahrungsaufnahme? Hat sich ein fester Tagesrhythmus entwickelt? Direkte Beobachtungen können Schilderungen der Eltern ergänzen, zum Beispiel bezüglich anhaltenden persistierenden Schreiens. Ängstlichkeiten des Kindes im Sozialkontakt sind am besten in der direkten Begegnung zu beobachten (z.B. Vermeidung von Blickkontakt).

Zur frühzeitigen Erkennung von Schwierigkeiten in der Eltern-Kind-Interaktion erweist es sich als hilfreich, das Augenmerk auf folgende Aspekte zu lenken:

● Wie ist die emotionale Bezogenheit von Vater/Mutter und Kind?
● Kommunizieren die Eltern mit dem Kind stimmlich?
● Reagiert das Kind auf kommunikative Angebote mit einer gewissen Bandbreite an unterschiedlichen Geräuschen?
● Ist eine offene/verdeckte Ablehnung des Kindes durch Vater/Mutter zu erkennen?
● Gibt es Anzeichen bestehender/drohender Überlastung von Vater/Mutter und/oder mangelnder Möglichkeiten der Entlastung?

Da die Art der Gestaltung des Kontaktes zwischen Eltern und Kind maßgeblichen Einfluss auf die Entwicklung selbstregulativer Fähigkeiten des Babys hat, können auch folgende Überlegungen Berücksichtigung finden:

● Sind selbstregulative Fähigkeiten des Kindes altersgemäß entwickelt, hat es zum Beispiel Fähigkeiten erworben, sich gegen Überreizung abzugrenzen?
● Erkennen die Eltern Anzeichen, die auf einen Bedarf des Kindes nach Reizschutz oder Beruhigung hinweisen, und sind sie in der Lage, darauf angemessen zu reagieren?

21

● Wird der Bedarf des Kindes nach Regulation von außen von den Eltern als große Belastung erlebt? Kann diese Anforderung die Eltern-Kind-Beziehung nachhaltig beeinträchtigen?

Das Weinen oder Schreien als Möglichkeiten des Kindes, sich seiner Umwelt mitzuteilen und zu signalisieren, dass es sich nicht wohl fühlt und sich nicht selbst helfen kann, können in diesem Kontext ebenfalls Beachtung finden:

● Schreit das Kind häufig? Dies kann an Hand eines so genannten „Schreiprotokolls" erfasst werden, aus dem beispielsweise hervorgeht, ob das Kind objektiv gesehen übermäßig oft und lang anhaltend schreit.

● Ist ein instrumentelles Schreien festzustellen?

U5 – sechster bis siebter Lebensmonat

Gegenüber den vorherigen Untersuchungen nimmt bei der U5 die Überprüfung von Beweglichkeit, Körperbeherrschung und Geschicklichkeit des Kindes zunehmend mehr Raum ein neben den fortlaufend erhobenen körperlichen Befunden. Die entwicklungsgerecht wachsende Freude an Bewegung und die zunehmenden Möglichkeiten des Kindes lassen detaillierte Aussagen zu über Auffälligkeiten wie Bewegungsarmut, Bewegungsunruhe (z.B. Tremor, auffällige Tonuswechsel, auffällige Schreckhaftigkeit), Asymmetrien von Tonus, Bewegungen und Reflexen, mangelnde Kopfkontrolle bei Änderungen der Körperhaltung, fehlendes Abstützen aus der Bauchlage und fehlendes gezieltes Greifen.

Neben den seit der U3 im Gespräch mit den Eltern erhobenen Befunden (Vorliegen von Krampfanfällen, Schwierigkeiten bei der Ernährung und Verdauung) wird erfragt, ob das Kind auf Umweltreize wie Zuruf der Eltern, Geräusche oder Spielzeugangebote reagiert. Das Vorliegen eines stimmhaften Lachens wird ebenso dokumentiert wie die Fähigkeit des aktiven Drehens von der Rücken- in die Bauch- oder Seitenlage.

In Reaktionen des Kindes auf Unbekanntes zeigt sich, ob die Eltern einen sicheren Bezugspunkt darstellen: Kann das Kind sich nach einer Rückversicherung auf Neues einlassen, es zumindest tolerieren oder hat die Rückmeldung der Eltern keine relevante Bedeutung für das Kind?

U6 – zehnter bis zwölfter Lebensmonat

In der am Ende des ersten Lebensjahres anstehenden Untersuchung rückt neben der Motorik die Sprachentwicklung in den Fokus der Aufmerksamkeit. Neben der üblichen körperlichen Untersuchung wird erhoben, ob das Kind koordiniert krabbeln oder robben, sich hochziehen, frei sitzen und gezielt greifen kann. Die Reaktionen auf und das Interesse an sprachlichen Reizen werden beobachtet. Eltern und Bezugspersonen werden gefragt, ob das Kind Silbenverdopplungen wie „da-da" äußert oder bereits Symbolsprache verwendet wie „nam-nam" für Essen oder „wau-wau" für Hund und ob es auf Verbote (nein, nein) oder kleine Aufforderungen (zu kommen, Mund aufzumachen etc.) reagiert.

Der soziale Entwicklungsstand wird mit der Frage nach fehlendem Blickkontakt erfasst.

Mit Blick auf die Früherkennung von Regulations- und Beziehungsstörungen sind folgende Aspekte zu betrachten beziehungsweise zu erfragen:

● Das Kind sollte zwischen fremden und vertrauten Personen unterscheiden können. Auffallend sind sowohl Distanzlosigkeit gegenüber Unbekannten als auch exzessives Klammern an Bezugspersonen.

● Der Stand der Regulationsfähigkeit des Kindes wird deutlich im Schlafverhalten (Gibt es lange Einschlafphasen? Ist das Kind abhängig von elterlichen Einschlafhilfen? Wacht das Kind nachts mehrfach auf und fordert Einschlafhilfen ein?), im Spielverhalten (Ist es interessiert an Spielmaterialien? Zeigt es Spielunlust? Fordert es permanent Unterhaltung ein?) und beim Essen (Ist das Kind sehr wählerisch oder lustlos im Umgang mit Essen?).

● Es stellt sich die Frage, ob das Kind schon Wege zur Selbstberuhigung finden konnte oder ob hier noch eine starke Abhängigkeit von den Eltern besteht. In diesem Zusammenhang ist auf das Auftreten von Stereotypien zu achten, wie gehäuft auftretendes, mit einem Verletzungsrisiko verbundenes Anschlagen des Kopfes, das über altersgemäße Strategien der Selbstberuhigung hinausgeht (wie beispielsweise wiederholte, durchaus kraftvolle Kopfbewegungen auf die Matratze vor dem Einschlafen).

21

U7 – 21. bis 24. Lebensmonat

Nach einer Zeit der recht engmaschigen Kontakte zum Kinderarzt oder Kinderärztin erfolgt diese Untersuchung mit einem Abstand von etwa zwölf Monaten am Ende des zweiten Lebensjahres.

Im Rahmen der körperlichen Untersuchung gilt ein besonderes Augenmerk den Sinnesorganen. Betrachtet werden zudem das Gangbild des Kindes, seine fein- und grobmotorischen sowie koordinativen Fähigkeiten und der Entwicklungsverlauf der Motorik im vergangenen Jahr (z.B. Wann konnte das Kind frei laufen? Lief das Kind erst nach dem 15. Lebensmonat?). Rezeptive und expressive Sprache werden zum Teil direkt überprüft, zum Teil im Gespräch mit den Eltern erfragt. Zunehmend wird auch das Verhalten des Kindes näher betrachtet: Besonders berücksichtigt werden unter anderem aggressives Verhalten (unter Berücksichtigung der altersgemäßen Trotzphase), ausgeprägte Ängste (z.b. auffallendes Anklammern bei Trennungen), das Fehlen altersgemäßer Ängste sowie Explorations- und Spielverhalten.

Weiterhin im Blick sind anhaltende Ein- und Durchschlafstörungen sowie Auffälligkeiten im Essverhalten des Kindes (altersunangemessene Kost, wählerisches und lustloses Essverhalten).

U 8 – 43. bis 48. Lebensmonat

Diese Vorsorgeuntersuchung steht nach einer zweijährigen Pause am Ende des vierten Lebensjahres an. Die Betrachtung der sozialen Entwicklung nimmt zunehmend Raum ein: einerseits über direkte Beobachtung, andererseits über die Befragung der Eltern. In einzelnen Bundesländern füllen ErzieherInnen mit Einverständnis der Eltern Beobachtungsbögen aus. Diese enthalten unter anderem Informationen über soziale Kompetenzen, Interessen und Stärken des Kindes, Motorik und Koordination, Ängste, Tics, Einnässen und Einkoten. Sprache und Sprachentwicklung sind weitere Schwerpunkte der Untersuchung. Ist der Stand der Sprachentwicklung altersgemäß (z.b. vollständige Sätze in der Ich-Form, abwechslungsreicher Wortschatz)? Liegen Aussprachestörungen vor, die einer logopädischen Behandlung bedürfen (z.b. Stottern, Dyslalie)?

Verhaltensauffälligkeiten finden im Vergleich zu den Voruntersuchungen zunehmend mehr Beachtung, es wird nach Schlafstörungen, Einnässen, Störungen des sozialen Kontaktes, Stereotypien und unkonzentriertem Spielen gefragt.

U 9 – 60. bis 64. Lebensmonat

Diese Vorsorgeuntersuchung findet in der Regel vor der Einschulung statt, daher wird der Blick auf schulrelevante Fähigkeiten gelenkt: Versteht das Kind sprachliche Inhalte und ist es in der Lage, diese auf der Handlungsebene umzusetzen? Drückt es sich sprachlich angemessen aus? Kann es Bewegungen koordiniert ausführen und vorlagenorientiert arbeiten? Spielt es ausdauernd und planvoll? Liegen Störungen des Sozialverhaltens vor wie aggressive Verhaltensweisen oder fehlender Kontakt zu Gleichaltrigen?

Neben der körperlichen Untersuchung wird der Arzt in der Interaktion beobachten, wie das Kind mit Anforderungssituationen umgeht. Die Eltern werden dazu befragt, ob das Schlafverhalten des Kindes auffällig ist und ob Blasen- und Darmkontrolle eingeschränkt sind.

Die Rolle der Kinderärzte und Kinderärztinnen

Die Anbindung an die Person der Kinderärztin oder des Kinderarztes über einen längeren Zeitraum bildet die Basis für einen vertrauensvollen Kontakt. Die Begegnungen im Rahmen der Vorsorgeuntersuchung können dazu dienen, durch Information und positive Rückmeldung den Eltern ihren Einfluss auf die Entwicklung ihres Kindes bewusst zu machen und Zugangswege zu weiterführenden Instanzen zu ebnen. Von ärztlicher Seite besteht laut den „Kinder-Richtlinien" eine Sorgepflicht bei Verdacht auf Gefährdung des Kindes. Besonders bei hoch belasteten Familien ist beim Blick in das Vorsorgeheft darauf zu achten, ob häufige Kinderarztwechsel stattgefunden haben, die ein sich Entziehen der Familie vermuten lassen.

Die Rolle der Familienhebammen

Die Familienhebammen können durch Information über die Inhalte der Vorsorgeuntersuchungen und die Förderung des elterlichen Verantwortungsbewusstseins wichtige Motivationsarbeit in den Familien leisten und Ängste abbauen. Die Möglichkeiten und Chancen für die Entwicklung des Kindes aufzuzeigen, die aus einer frühzeitigen Erkennung körperlicher Schädigungen und Entwicklungsverzögerungen entstehen, stellen einen wichtigen Baustein der Aufklärungsarbeit dar. Als langfristiges Ziel kann der Aufbau einer positiven Beziehung zum bestehenden Gesundheitssystem beziehungsweise helfenden Institutionen im Allgemeinen gesehen werden.

21

Marisa Benz

Eltern-Kind-Gruppen

Früher waren Eltern mit ihrem Nachwuchs meist in ein Netzwerk aus familiärer Unterstützung eingebettet. Heute wird auf dem Arbeitsmarkt eine hohe Wohnortflexibilität verlangt. Dadurch leben viele junge Familien weit weg von ihren Herkunftsfamilien und Freunden. Neue Kontakte zu knüpfen, fällt in der immer anonymer werdenden Gesellschaft oft schwer, insbesondere denjenigen Elternteilen, die mit den Kindern zuhause bleiben und denen somit auch der Kontakt zu Arbeitskollegen fehlt.

Gerade der Übergang zur Elternschaft stellt jedoch eine besondere Zeit dar, in der soziale Unterstützung von großer Bedeutung ist. Das soziale Umfeld kann in belastenden Situationen durch konkrete Hilfsangebote entlasten, emotionale Unterstützung bieten und Trost und Beruhigung spenden. Neben Verständnis und Hilfe bietet der Kontakt zu anderen Informationen, wie man am besten mit bestimmten Belastungen umgeht oder welche Erfahrungen andere Menschen in einer vergleichbaren Situation gemacht haben. Dadurch ist die Möglichkeit gegeben, die eigenen Gefühle und Reaktionen mit denen von anderen zu vergleichen und ihre Angemessenheit anhand dessen einschätzen zu können. „Mache ich mir zu viele Sorgen?", „Sollte ich nervös sein?", „Bin ich die Einzige, die Angst hat?". Nicht zuletzt hat der Kontakt zu anderen Personen auch einen edukativen Aspekt. Es kann Wissen ausgetauscht und weitergegeben werden, Fragen werden gemeinsam erörtert und Sichtweisen diskutiert.

22

Die Hauptfaktoren, die heute zur vermehrten Belastung bei Familien mit kleinen Kindern führen, sind die soziale Isolierung und das Fehlen sozialer Unterstützung. In gesellschaftlichen Strukturen, die zunehmend von Vereinzelung geprägt sind, können institutionelle Gruppen dabei an die Stelle von ehemals stärkeren familiären oder sozialen Bezügen treten.

Welche Gruppen gibt es? Die Auswahl der Gruppenangebote ist inzwischen vor allem in Großstädten recht groß, aber auch in ländlicheren Gebieten gibt es heutzutage vielfältige Angebote. Im Folgenden soll ein kleiner Überblick ge-

165

geben werden über die unterschiedlichen Arten von Gruppen für Eltern und Kinder, für wen diese Gruppen interessant und wie sie zu finden sind. Aufgrund des ständig wachsenden und sich wandelnden Angebotes haben die folgenden Ausführungen nicht den Anspruch auf Vollständigkeit.

Gruppen und Kurse aus dem Angebot von Hebammen

Gruppenarbeit ist längst fester Bestandteil der Hebammentätigkeit. Insbesondere freiberufliche Hebammen bieten eine Vielzahl unterschiedlicher Kurse an, zum Beispiel Geburtsvorbereitungskurse, Stillgruppen und Babymassagekurse, um nur einige zu nennen.

In der Regel sind diese Angebote gedacht für Familien rund um die Zeit der Geburt. Besonders dann, wenn eine Familie bislang in ihrem sozialen Umfeld eher isoliert war, fällt der erste Schritt in eine Gruppe nicht ganz leicht. In einer solchen Situation kann es erleichternd sein, zunächst einmal eine Gruppe aufzusuchen, zu der eine bereits vertraute Person – in dem Fall die Hebamme – eingeladen hat und die diese Gruppe leitet. Werden in einer Gruppe bei der Hebamme erste positive Erfahrungen gesammelt, fällt später der Weg in eine Gruppe für ein höheres Lebensalter des Kindes oder ein anderes Anliegen oft leichter.

Mutter-Kind-Gruppen/Krabbelgruppen

Der Oberbegriff „Krabbelgruppe" oder „Mutter-Kind-Gruppe" wird meist für eine Anzahl unterschiedlich konzipierter Gruppen verwendet. Die vermutlich am häufigsten vorkommende Form von Mutter-Kind- oder Eltern-Kind-Gruppen ist die von Müttern selbst gegründete und organisierte Gruppe. Hier treffen sich Mütter/Eltern regelmäßig mit ihren Kindern zum gemeinsamen Spielen und Zusammensein. Solche Gruppen sind in der Regel auch in kleineren Gemeinden zu finden. Oft gibt es Aushänge zu den Treffen bei Kindergärten, Kirchen oder Gemeindehäusern. Im Internet gibt es Seiten, auf denen sich Familien einloggen und sich über Treffen in ihrer Nähe informieren können, zum Beispiel www.familiennetz.eltern.de.

Verbreitet sind auch Gruppen, die von einem Träger, wie zum Beispiel den Familienbildungsstätten oder der Arbeiterwohlfahrt (AWO), angeboten und von einer, meist pädagogisch ausgebildeten Gruppenleiterin begleitet werden. Dabei wird viel Wert auf den sozialen Austausch und Kontakt gelegt, meist gibt es ein zusätzliches familienbegleitendes Programm mit Themenwochen, Elternabenden oder auch Gästen zu einem bestimmten Thema. Zu finden sind solche Gruppen ebenfalls am besten direkt vor Ort. Beratungsstellen, Jugendzentren, Familienbildungsstätten oder andere Einrichtungen für Erwachsenen-bildung, aber auch das Jugendamt können in der Regel über die Angebote vor Ort informieren.

Elternkurse/Familienbildungsprogramme

Anders als bei den oben beschriebenen Eltern-Kind-Gruppen ist das Ziel von El-ternkursen neben der Förderung des sozialen Austauschs vor allem die Vermitt-lung von spezifischen Inhalten zur Entwicklung und Erziehung von Kindern, die Förderung elterlicher Kompetenzen und der Eltern-Kind-Interaktion, sowie die Begleitung und Unterstützung der Eltern in ihrer Aufgabe als Erziehende.

Es soll Beziehungs- und familiären Störungen vorgebeugt werden. Themen können dabei die Vorbereitung von Paaren auf die Zeit nach der Geburt eines Kindes, ihre Sensibilisierung für die Signale des Säuglings und die Förderung der Qualität der Eltern-Kind-Interaktion sein. Bei der Auswahl eines passen-den Kurses empfiehlt es sich darauf zu achten, dass es sich um einen anerkann-ten und wissenschaftlich begleiteten Kurs handelt, denn gerade in einem so wichtigen Bereich wie dem, ein Kinder groß zu ziehen, ist überprüfte Qualität von besonderer Wichtigkeit. Zudem sollte darauf geachtet werden, dass der gewählte Kurs sich mit dem jeweils relevanten Alter der Kinder beschäftigt.

PEKiP

Das Prager Eltern-Kind-Programm oder kurz PEKiP ist in Deutschland mitt-lerweile sehr verbreitet und vielen Eltern ein Begriff. Da im Konzept der PE-KiP-Kurse sowohl Elemente aus Elternkursen als auch aus Krabbelgruppen integriert sind, werden diese Kurse hier separat aufgeführt. Regional gibt es auch andere Kursangebote, die in ähnlicher Weise beide Arten von Gruppen-angeboten vereinigen. Um solche Angebote ausfindig zu machen, empfiehlt es sich, beim jeweiligen Anbieter vorab das Kurskonzept zu erfragen.

22

PEKiP ist ein gruppenpädagogisches Modell für Eltern mit ihren Kindern im ersten Lebensjahr. Ab der vierten bis sechsten Lebenswoche treffen sich junge Eltern mit ihren Babys in kleinen Gruppen. Im Mittelpunkt der Gruppen-arbeit stehen Spiel- und Bewegungsanregungen, für einen intensiven Erfah-rungsaustausch über Erlebnisse mit dem Kind in und außerhalb der Gruppe sowie für Entwicklungs- und Erziehungsfragen aus dem Alltag der Familien bleibt genügend Raum. Ausführliche Informationen und aktuelle Kurse fin-den Sie unter www.pekip.de.

167

Vätergruppen

Von der heutigen Vätergeneration wird viel stärker als früher ein größeres Engagement und eine stärkere Beteiligung am Leben und an der Erziehung und Versorgung ihrer Kinder gefordert. Das weitere Umfeld reagiert jedoch häufig noch immer mit Zurückhaltung bis hin zu Unverständnis auf stark involvierte Väter. Auf der Arbeitsstelle, im Sportverein oder am Stammtisch fühlen sich engagierte Väter mitunter eher belächelt als unterstützt. Hinzu kommt, dass insbesondere in der frühen Zeit nach der Geburt weiterhin die Mutter-Kind-Beziehung stark im Vordergrund steht, besonders wenn die Mutter das Baby stillt.

Viele Männer fühlen sich daher in der „Frauendomäne Kind" trotz der hohen Anforderungen, die an ihre Person gestellt werden, weiterhin außen vor gelassen. Deshalb haben sich in ganz Deutschland Männer zusammengetan und Vätergruppen gegründet. Vätergruppen sind für all diejenigen gedacht, die sich Austausch und gegenseitige Unterstützung von gleichgesinnten Männern wünschen, denen ihre Vaterrolle wichtig ist. Kontakt zu verschiedenen Männer- oder Vätergruppen findet man unter: www.vaeter.de/netzwerk/strategien/maennerfreundschaften/maennergruppen.

Selbsthilfegruppen

Viele Familien sind neben den Veränderungen und Schwierigkeiten, die eine Familiengründung immer mit sich bringt, zusätzlich mit ganz besonderen Herausforderungen konfrontiert. Diese können sehr unterschiedlich sein: eine Lebenskrise, wie eine Trennung oder Scheidung oder der Tod eines Angehörigen, ein chronisch krankes oder behindertes Kind oder besondere Lebensumstände (z.B. Alleinerziehende, Stieffamilien, Familien mit Mehrlingen oder binationale Familien).

Für viele Menschen sind sie der Auslöser dafür, Kontakt zu anderen Menschen in einer ähnlichen Lebenssituation oder mit gleichen oder vergleichbaren Problemen zu suchen. Selbsthilfegruppen zu unterschiedlichsten Themen sind daher inzwischen sehr verbreitet. Selbsthilfegruppen dienen im Wesentlichen dem Informations- und Erfahrungsaustausch von Betroffenen und Angehörigen, der praktischen Lebenshilfe sowie der gegenseitigen emotionalen Unterstützung und Motivation. Darüber hinaus vertreten Selbsthilfegruppen in unterschiedlichem Maße die Belange ihrer Mitglieder nach außen.

In vielen Städten in Deutschland gibt es spezielle Selbsthilfekontaktstellen, die von den Ländern und Kommunen oder den Krankenkassen gefördert werden. Diese Stellen können Auskunft geben über bestehende Gruppen und Organisationen, geben aber auch Hilfestellung bei der Gründung neuer Gruppen. Die Adressen dieser Stellen finden Sie in den örtlichen Telefonbüchern oder über NAKOS: Nationale Kontakt- und Informationsstelle zur Anregung und Unterstützung von Selbsthilfegruppen, www.nakos.de, selbsthilfe@nakos.de, Tel.: 030/310189-60. Eine weitere hilfreiche Anlaufstelle bei der Suche nach einer geeigneten Selbsthilfegruppe ist die Deutsche Arbeitsgemeinschaft Selbsthilfegruppen e.V., www.dag-selbsthilfegruppen.de

MOTIVATIONS- UND INFORMATIONSARBEIT DER FAMILIENHEBAMMEN:

Besonders dann, wenn Familien in ihrem sozialen Umfeld isoliert sind, fällt es ihnen oft schwer, einen ersten Schritt auf ihre Umgebung zu zugehen. Auch wissen Familien häufig nicht gut genug Bescheid über die Angebote, die Familien vor Ort zur Verfügung stehen. Andere fühlen sich dagegen von der Auswahl aus dem reichhaltigen, oft als unübersichtlich empfundenen Angebot überfordert. Familienhebammen können diesbezüglich Anstöße geben. Sie können Familien aufzeigen, welche Möglichkeiten es vor Ort gibt, mit anderen Eltern kleiner Kinder und Familien in vergleichbaren Lebenssituationen Kontakte zu knüpfen, und sie ermuntern, den ersten Schritt in eine Eltern-Kind-Gruppe zu wagen.

22

Manfred Cierpka

Das Modellvorhaben „Keiner fällt durchs Netz"

Das Präventionsprojekt „Keiner fällt durchs Netz" (KFDN) basiert auf den im Kapitel 3 „Die Familienhebamme im wissenschaftlichen Diskurs" genannten wissenschaftlichen Erkenntnissen und praktischen Erfahrungen im Bereich der „Frühen Hilfen". In einem systematischen Ansatz versucht dieses Vorhaben, insbesondere risikobelastete Familien schon während der Schwangerschaft, spätestens aber nach der Geburt eines Kindes zu unterstützen. Mit diesem Projekt soll ein Konzept umgesetzt und erprobt werden, das die Identifikation, den Zugang und die Vermittlung zu einer angemessenen Intervention in den bereits bestehenden Hilfestrukturen bei Familien mit einer Risikokonstellation erlaubt.

Um eine Risikofamilie zu erreichen und sie zu fördern, sind in diesem frühen Zeitfenster drei Schritte notwendig:

1. das Herstellen eines Zugangs zur Familie;
2. die Identifizierung einer Risikokonstellation;
3. eine Vermittlung zu einer angemessenen Intervention.

Das Konzept zielt auf die Implementierung in einem vollständigen Landkreis oder in einer Stadt. Es ist von vornherein so angelegt, dass es nach der Modellphase in andere Regionen Deutschlands transferiert werden kann. Das Modellvorhaben wird zurzeit im Regionalverband Saarbrücken, allen weiteren fünf Landkreisen des Saarlands und in den beiden hessischen Landkreisen Bergstraße und Offenbach durchgeführt und auf seine Praxistauglichkeit überprüft (siehe Abb. 1 Seite 173).

Im ersten Schritt unseres Konzepts ist vorgesehen, alle werdenden Eltern auf die Möglichkeit der Unterstützung anzusprechen. Alle Eltern erhalten das Angebot an einem Elternkurs „Das Baby verstehen" (Cierpka, 2004) teilzunehmen (linker Pfad in der Abb. 1). Wenn sich allerdings die Informationen verdichten, dass eine Familie im Moment nicht die notwendigen Ressourcen zur

23

Verfügung hat, um sich auf die Geburt des neuen Kindes und die Situation danach einzustellen, kann schon vor der Geburt oder auf den Geburtsstationen versucht werden, die Eltern (meistens die Mutter) auf die Möglichkeit der weiteren Betreuung durch eine Hebamme vorzubereiten (rechter Pfad in der Abb. 1).

Wenn sich die Eltern nicht im Rahmen von Geburtsvorbereitungskursen oder aufgrund von Empfehlungen durch Bekannte bereits während der Schwangerschaft selbst eine Hebamme ausgesucht haben, können sie auf der Geburtsstation eine Hebamme vermittelt bekommen. Die Hebamme erhält mit dem Einverständnis der Mutter die Adresse der Familie und wird sich in den ersten Tagen nach der Geburt dort melden. Wenn alle Familien im Rahmen der Regelversorgung Unterstützung durch eine Hebamme bei der Pflege des Kindes und beim Stillen erfahren, werden die Hausbesuche von den sehr belasteten Familien nicht als Diskriminierung oder Übergriff wahrgenommen.

Im zweiten Schritt sollte (zunächst auf der Station und dann beim ersten Hausbesuch) geklärt werden, ob und gegebenenfalls unter welchen Risiken eine Familie leidet. Eine solche Abklärung von Belastungen ist Voraussetzung für darauf folgende bedarfsgerechte Unterstützungsangebote. Durch den engen Kontakt zur Familie haben die Hebammen große Einblicke und Möglichkeiten, Risikofaktoren zu identifizieren. Um diese in ihrer Brisanz einschätzen zu können, müssen die Hebammen im Wissen über Risikofamilien aus- und fortgebildet werden.

Die Frage nach Möglichkeiten der Frühprävention ist eng mit Überlegungen verbunden, was gesellschaftlich noch als angepasst beziehungsweise wirklich dysfunktional oder pathogen gelten kann. Eine eindeutige Antwort auf diese Frage gibt es ebenso wenig (Bornewasser & Glitsch, 2006), wie es verlässliche Hinweise darauf gibt, ab wann potenzielle Risiken schädlich werden. Die folgende Zusammenstellung bezieht sich demnach auf Ergebnisse empirischer Studien, die sich im weitesten Sinne mit der Erkennung von Risikofaktoren und den entsprechenden bedeutsamen kompensatorischen Schutzfaktoren beschäftigten. Zu den Belastungsfaktoren gehören persönliche Belastungen des Kindes (z.B. Behinderung, schwieriges Temperament), persönliche Belastungen der Eltern (z.B. ungewollte Schwangerschaft, psychische Erkrankungen), familiäre Belastungen (z.B. chronische Familienkonflikte, Einelternfamilie), soziale Belastungen (z.B. fehlende Unterstützung) und materielle Belastungen (z.B. Arbeitslosigkeit, Wohnungsenge).

Kindesvernachlässigung entsteht durch permanente Überlastung und durch Probleme, die die Eltern aus eigener Kraft nicht bewältigen können. Je mehr

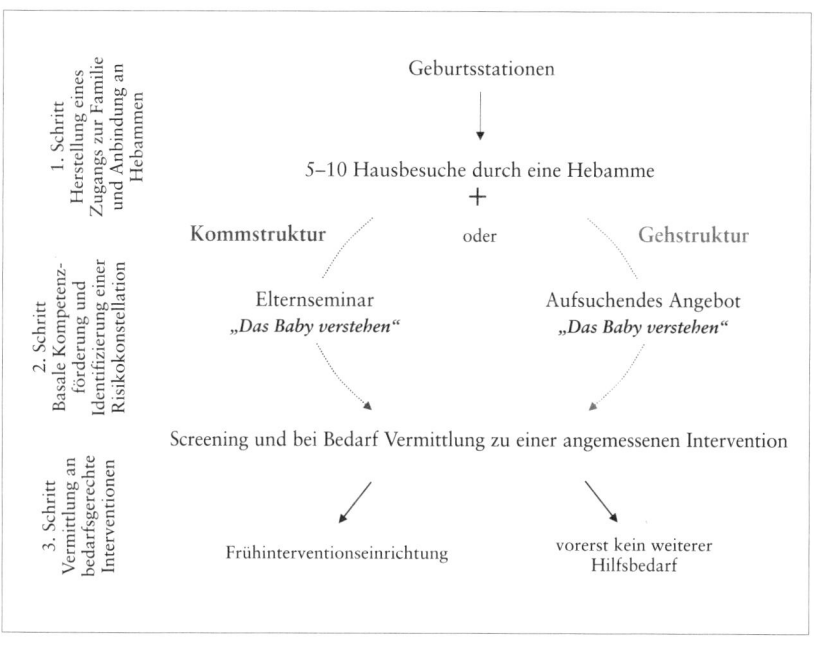

Abb. 1: Stufenplan zur Erreichung aller Familien mit Hilfsbedarf

Belastungsfaktoren in den einzelnen Lebensbereichen vorliegen, desto größer ist das Risiko von Kindesvernachlässigung. Aber: Das Vorliegen von Risikofaktoren in Familien führt nicht automatisch zu Kindesvernachlässigung. Zusätzlich zu den genannten Schwierigkeiten ist in den Familien meist eine grundlegende Beeinträchtigung der Beziehung zwischen Eltern und Kind festzustellen (Deutscher Kinderschutzbund, 2000). Diese pathogenetisch so bedeutsame Beziehungsstörung gilt es also auch im Rahmen der Geburtsnachsorge durch die Hebammen zu identifizieren. Zur Beantwortung der Frage, welche Variablen in einer möglichen Risikoeinschätzung durch die Hebammen realistischerweise zum Einsatz kommen könnten, ergibt sich für die oben genannten Belastungsbereiche folgender Vorschlag:

23

1. **Persönliche Belastung des Kindes (Auswahl):**
● erhöhte Krankheitsanfälligkeit;
● Behinderung.

2. **Persönliche Belastung der Eltern (Auswahl):**
● frühzeitige Familiengründung;
● Geburt als schwere/traumatisierende Erfahrung;
● postpartale Depression der Mutter oder des Vaters;
● chronische Überforderung der Mutter (Eltern), die sich auch bei der Untersuchung des Kindes zeigen (bspw. Gedeihstörung wegen inadäquater Ernährung, schlechter Pflegezustand wie rezidivierende Windeldermatitis, Fehlen altersangemessener Verhaltensweisen wie bspw. reaktives Lächeln, Vermeidung von Blickkontakt durch das Kind);
● Vorliegen einer Beziehungsstörung (Mutter und/oder Vater vermeidet Körperkontakt bzw. symbiotische Beziehungsgestaltung, Mutter und/oder Vater übergeht deutliche Signale des Kindes, offene Ablehnung, Sündenbockzuweisung);
● schwere/chronische körperliche Erkrankung eines Elternteils;
● Dissozialität;
● familiäre Belastung;
● fehlende familiäre Unterstützung;
● Eineelternfamilie;
● Altersabstand zwischen Kindern<18 Monate;
● chronisch krankes/behindertes Geschwisterkind.

3. **Soziale Belastung (Auswahl):**
● fehlende soziale Unterstützung;
● dissoziales Umfeld.

4. **Materielle Belastung (Auswahl):**
● Armut;
● Wohnungsenge.

Die individuelle Risikobestimmung muss immer auch das Vorhandensein potenziell kompensatorischer Schutzfaktoren berücksichtigen. So können beispielsweise trotz deutlicher materieller Belastung die psychosoziale Integration und die familiäre Unterstützung sehr gut und förderlich ausgeprägt sein. Die Heidelberger Belastungs-Skala (HBS) ist ein solches Instrument, das den Hebammen und dem Team auf der geburtshilflichen Station im Sinne eines entscheidungsbaum-orientierten Expertensystems die Abwägung und klinische Einordnung der relevanten Informationen erleichtert[15].

Im dritten Schritt können Hebammen die erste basale Präventionsmaßnahme anbieten und umsetzen. Während ihrer ersten Hausbesuche nach der Geburt des Kindes, die in allen Familien stattfinden sollen, können die Hebammen erfahren, ob die Familie an einem Elternkurs teilnehmen wird, der von der Hebamme oder einer anderen Institution angeboten wird. Wenn in einer hoch belasteten Familie nicht mit einem Besuch des Elternkurses zu rechnen ist, wird von der „Komm-Struktur" auf die „Gehstruktur" umgeschaltet. Dann kann ein Hausbesuch durch eine Familienhebamme mit der Mutter vereinbart werden. Der Tätigkeitsschwerpunkt der Familienhebammen verschiebt sich jetzt im Unterschied zur klassischen Hebammenarbeit vom medizinisch-somatischen in den psycho-sozialen Bereich. Während der Begleitung im ersten Lebensjahr werden die Familienhebammen den Inhalt des Elternkurses „Das Baby verstehen" (Cierpka, 2004) individuell abgestimmt während der Hausbesuche vermitteln, um gerade in besonders belasteten Familien psychosoziale Kompetenzen zu fördern. Die Eltern werden so für potenzielle Schwierigkeiten im Umgang mit dem Kind sensibilisiert und erfahren erste konkrete Hilfestellung.

Diese häusliche Nachsorge durch eine Hebamme kann in den ersten acht Lebenswochen des Kindes eingeleitet werden. Je weiter verbreitet diese den Eltern zustehende Leistung ist, umso selbstverständlicher wird sie erlebt werden.

Die Familienhebammen leisten in der weiteren Begleitung der Familie über ein Jahr äußerst wichtige Motivationsarbeit, indem sie Angst- und Schamgefühle vor der Inanspruchnahme weiterer Unterstützungsangebote abschwächen. Durch das aufsuchende Angebot ist die Schwelle, die es durch eigene Initiative der Familie zu überwinden gilt, minimal, sodass die Familienhebammen zur zentralen Bezugs- und Unterstützungsperson insbesondere für diejenigen Mütter werden können, denen Unterstützung und Rückhalt aus dem eigenen familiären und sozialen Umfeld fehlt. Die Familienhebamme verschafft sich im häuslichen Umfeld einen Eindruck sowohl über die ausbaufähigen Ressour-

23

---

15 Kontaktaufnahme über www.keinerfaelltdurchsnetz.de

cen der Familie als auch über Gefahren und Risiken. Auf dieser Basis können jeweils passende und akzeptable Unterstützungsmöglichkeiten in die Wege geleitet werden.

Qualifikationen der im Projekt tätigen Familienhebammen

Um Hebammen in der individuellen Begleitung von Risikofamilien mit Säuglingen durch Hausbesuche ausreichend zu schulen, sind Leitlinien für die Begleitung der Eltern erforderlich. Daher ist eine Ausarbeitung eines Konzepts für Hausbesuche notwendig, wobei die Ergänzungen auf die Besonderheiten von Risikofamilien zugeschnitten sein müssen.

Um Hebammen in der individuellen Begleitung von hoch belasteten Familien mit Säuglingen zu schulen, wurde in Zusammenarbeit mit den hessischen und saarländischen Hebammenverbänden ein Curriculum zur Fortbildung zur Familienhebamme ausgearbeitet, das sich an bestehenden Weiterbildungen für die aufsuchende Familienarbeit in der frühen Kindheit orientiert. Hier werden unter anderem Kompetenzen in der Einschätzung der Mutter-Kind- und Vater-Kind-Interaktionen, im Vermitteln von basalen Interaktionskompetenzen für Eltern und Kind, in der Einschätzung von Partnerschafts- und Familienkrisen, in der Gesprächsführung sowie im Umgang mit Misstrauen und ambivalenten Gefühlen gegenüber dem Hilfsangebot erarbeitet.

Netzwerk für Eltern und lokale KoordinatorInnen

Eine weitere Säule im Projekt „Keiner fällt durchs Netz" betrifft die Vernetzung der Strukturen vor Ort, um Synergien bei den „Frühen Hilfen" zu gewinnen. Alle an der Prävention und Intervention in der frühen Kindheit beteiligten Institutionen und Berufsgruppen treffen sich regelmäßig auf Landkreisebene in dem Arbeitskreis Netzwerk für Eltern (siehe Abb. 2). Ziel des Arbeitskreises ist die Lenkung der primären Präventionsmaßnahmen, das heißt die Optimierung der Identifikation belasteter Familien und die Hilfsvermittlung. Dreh- und Angelpunkt der Netzwerke sind vor Ort ansässige KoordinatorInnen, die den Informationsaustausch zwischen Familienhebammen, Familien und Institutionen regeln sowie geeignete weitere Interventionen in die Wege leiten. Die Vermittlung an dieser Schnittstelle ist ein entscheidender Prozess, für dessen Gelingen Kenntnisse über die Institutionen vor Ort ebenso wie basale Gesprächsfertigkeiten vorhanden sein müssen.

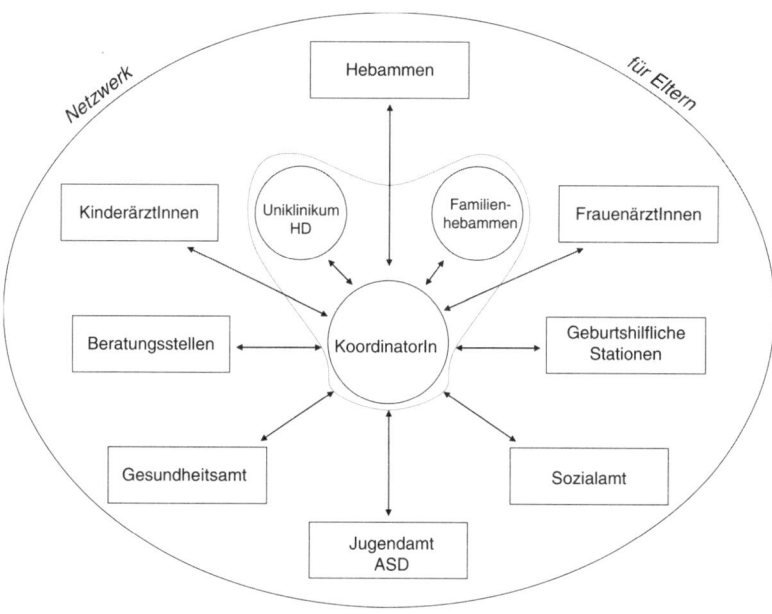

Abb. 2: Aufbau des lokalen „Netzwerks für Eltern"

Evaluation des Modellprojekts

Das Projekt KFDN wird in dem Begleitprojekt „PFIFF – Projekt Frühe Interventionen für Familien" vom Institut für Psychosomatische Kooperationsforschung und Familientherapie des Universitätsklinikums Heidelberg eingehend evaluiert.

Weitere Informationen zu KFDN und PFIFF sind im Internet unter: www.keinerfaelltdurchsnetz.de abrufbar.

Das Projekt ist auch Teil eines deutschen Aktionsprogramms, in dessen Rahmen das „Nationale Zentrum Frühe Hilfen" im März 2007 eingerichtet wurde. Zielsetzung des Zentrums ist, „Kinder durch eine möglichst wirksame Vernetzung von Hilfen des Gesundheitswesens und der Kinder- und Jugendhilfe früher und besser vor Gefährdungen" als bisher zu schützen. Dazu ist „eine wissensbasierte Verbesserung der Praxis im Feld früher Hilfen und [der] Aufbau einer Präventionskette von der allgemeinen und frühzeitigen Information und Aufklärung über die Kindesentwicklung bei werdenden Eltern über die Mo-

23

177

tivation zur Teilnahme an Vorsorgeuntersuchungen und die aktive Verweisung an spezielle Hilfen und Unterstützungen bis hin zur begleitenden Familienarbeit in schwierigen sozialen Lagen" notwendig (siehe www.fruehehilfen.de).

Andreas Eickhorst

Erfahrungen einer Familienhebamme bei ihrer Arbeit

(mit einem Interview mit Katja Hering)

In diesem Kapitel kommt eine Familienhebamme selbst zu Wort und berichtet über ihre Erfahrungen mit dem Engagement in einem Präventionsprojekt für junge Familien. Katja Hering, Hebamme aus dem hessischen Landkreis Offenbach und etwa ein halbes Jahr (beginnend Oktober 2007) als fortgebildete Familienhebamme für das Projekt „Keiner fällt durchs Netz" im Einsatz, hat uns dankenswerterweise ein Interview gegeben[16], aus welchem im Folgenden einige Passagen zitiert werden (alle eingerückten Textteile stammen aus diesem Interview).

Zunächst stellt sich die generelle Frage, ob die angebotene Hilfe durch eine Familienhebamme das Richtige für die belasteten Familien ist, ob also Angebot und Bedürfnis zueinander passen, aber auch ob überhaupt ein Zugang möglich ist.

> „Die Erfahrung, die ich gemacht habe war, dass die Familienhebamme meines Erachtens eine gute Hilfe für die Familien ist, da Hebammen tatsächlich einen guten Zugang zu Familien haben, Vertrauen geschenkt bekommen und somit einfach einen früheren Zugang haben. Wie auch Hebammen insgesamt bekommen Familienhebammen einen guten Einblick in die Familie. Nun geht es eben darum, da weiter richtig anzusetzen."

Der hier angesprochene erfahrungsgemäß gute und niedrigschwellige Zugang von Hebammen im Rahmen der geburtlichen Nachsorge ist also ein großer Pluspunkt, um über diese Schiene auch zu belasteten Familien ins Haus kommen zu dürfen. Aber wird von den Familien der Unterschied zwischen „normalen" nachsorgenden Hebammen und Familienhebammen überhaupt wahrgenommen und sind an dieser Stelle Vorbehalte spürbar?

24

---

16 Das Interview führte Britta Frey.

„Da ist so ein großer Unterschied nicht spürbar und der macht auch nicht so viel aus, da ist einfach eine Hebamme, das ist das Wichtigste und vielen leuchtet es dann ein, dass die Familienhebamme einfach länger kommt. Allerdings spielen die psychosoziale Beratung und Betreuung bei der Familienhebamme eine größere Rolle als in der normalen Hebammentätigkeit, bei der ersten gibt es keinen hauptsächlichen medizinischen Schwerpunkt. Aber dass sich die Tätigkeitsbereiche insgesamt sehr stark unterscheiden, glaube ich nicht, ich denke, das Entscheidende im Vergleich zur sonstigen Hebamme ist das erweiterte Blickfeld."

Besteht möglicherweise die Gefahr der ungewollten Erzeugung eines Gefühls von Diskriminierung, wenn bei anderen Familien die nachsorgende Hebamme nach in der Regel spätestens acht Wochen ihre Arbeit beendet, bei den Familien, um die es hier geht, aber unter Umständen eine Betreuung bis zum Ende des ersten Lebensjahres notwendig ist?

„Nein, das glaube ich überhaupt nicht. Sie fühlen sich nicht diskriminiert, wenn sie zum Beispiel empfohlen bekommen, die Familienhebamme zu nehmen, die Hilfe anzunehmen. Es passierte auch immer wieder, dass ich unangekündigt Hausbesuche machen musste und dass mir auch da die Tür geöffnet wurde. Ich fand es ganz erstaunlich, dass es da überhaupt keine Zurückhaltung gab. Und gerade die verlängerte Betreuung, die finden viele toll.

Was ich über die Familien jetzt denke, bei denen der Bedarf so bewusst ist, die haben schon ein Problem, und das akzeptieren sie dann. Das empfinden sie dann, glaube ich, aber nicht als stigmatisierend oder als Erniedrigung, wenn jemand länger zu ihnen ins Haus kommt. Sie sind sicher auch daran gewöhnt, Hilfe zu bekommen, das spürt man oft."

Eine weitere wichtige Frage ist jene nach den Schwierigkeiten dieser speziellen Form der Hebammenarbeit. Wie die nachfolgende Antwort zeigt, können diese Schwierigkeiten auf ganz unterschiedlichen (organisatorischen, strukturellen und kommunikativen) Ebenen liegen.

„Die Schwierigkeiten liegen zum einem in den Bedingungen, unter denen eine Familienhebamme arbeitet. Ich hab das auch in der Fortbildung mit gekriegt, wie das in den anderen Kommunen vorangeht. Ich denke, das fängt bei der nicht geregelten Bezahlung an, geht weiter über die Anforderungen, die man an die Familienhebamme stellt, über die Aufgaben der Familienhebamme und endet dann letztendlich natürlich in der Arbeit mit den Familien, also der Konfrontation mit Problemen oder auch mit nicht motivierten Klienten.

Auch zum Beispiel damit, dass Helfersysteme gegeneinander ausgespielt werden. Solche Erfahrungen sind neu. Oder auch, dass Hebammen sich auch auf Tricks von den Familien einstellen müssen, manchmal sogar belogen werden. Natürlich bekommen die Familienhebammen auch mit, wie sie von anderen Helfern behandelt werden und wie das so funktioniert in Behörden. Das ist ja durchaus eine neue Erfahrung und in der normalen Hebammentätigkeit nicht so spürbar."

Viele Projekte in diesem Feld bieten ebenso wie „Keiner fällt durchs Netz" eine regelmäßige Supervision der Familienhebammen an[17]. Während unserer Erfahrung nach dieses Angebot anfangs oft skeptisch beäugt wird (ein zusätzlicher regelmäßiger Termin im Kalender), steigt die Akzeptanz im Laufe der Projektarbeit deutlich, wenn offensichtlich wird, welche Chancen des Austausches und der Wertschätzung der geleisteten Arbeit in der Supervision liegen.

> „Supervision auf jeden Fall, das ist absolut notwendig, dass da ein Austausch stattfinden muss; ich denke, jeder braucht Anerkennung in einem neuen Beruf. Im Versicherungs- oder Bankbereich zum Beispiel gibt es die Anerkennung über Geld; das ist halt in der Hebammentätigkeit nicht so, dafür sind wir ein Team, ich denke, das ist auch noch mal wichtig. Die Supervision ist auch noch mal ein Riesenvorteil in diesem Projekt, dass wir dort regelmäßig zusammensitzen können; und der Austausch ist einfach schon wichtig. Und wenn das professionell begleitet wird, ist es dann noch mal besser."

Während Hebammen in der Nachsorge naturgemäß sehr selbstständig und auch sehr selbstbestimmt arbeiten müssen, sieht die Situation in der Präventionsarbeit anders aus. Hier ist oftmals ein Netz von Helfern involviert, die sich um das Wohl der Familie bemühen.

> „Das ist auch schon neu und schwierig, dass oft Wünsche an die Arbeit herangetragen werden von anderen oder Erwartungen an die Arbeit gestellt werden, dass vielleicht jemand den Wunsch hat, dass eine Familie häufig besucht wird. Ich denke da jetzt speziell an den ASD, dessen Mitarbeiter es überhaupt nicht gewohnt sind, so autonom zu arbeiten, wie die Familienhebammen es können."

Abschließend stellt sich die Frage nach der Bedeutung des Modells Familienhebamme für die Berufsgruppe der Hebammen insgesamt. Wird diese Weiterqualifikation benötigt? Und ist sie eine gewünschte und lohnenswerte Perspektive für die einzelne Hebamme? Welche Motivation führt zur Teilnahme am Fortbildungskurs? Und führt die erfolgreiche Fortbildung dann auch zwangsläufig zu einer regelmäßigen Tätigkeit in diesem Bereich?

24

> „Also, da bin ich ziemlich überzeugt, dass Hebammen in der Nachsorgearbeit schon immer auch mit vielen Problemen konfrontiert worden sind und dass sie in die Familien einen großen Einblick hatten und gesehen haben, wo Hilfen notwen-

---

17 In diesem Fall findet 14-tägig eine neunzigminütige Supervision durch eine Psychologin statt. Im Vordergrund stehen dabei einerseits die konkreten Fälle und andererseits die Psychohygiene der Familienhebammen (z.B. bei Fragen des Umgangs mit Nähe und Distanz zu den Projektfamilien).

dig sind. Aber dann nach der Zeit der Nachsorge standen sie da und konnten nichts machen, also haben vielleicht mit einem schlechten Gefühl die Familien verlassen und nicht gewusst, wie es weitergeht.

Ich glaube, da hätte auch eine ehrenamtliche Tätigkeit nicht so viel gebracht, das ist einfach eine andere Art der Arbeit, ob das nun professionell oder ehrenamtlich gemacht wird, da muss man natürlich auch immer eine gute Distanz zu den Eindrücken der Arbeit finden.

Ich habe schon den Eindruck, dass viele aus dieser Ohnmacht heraus, aus diesem Wunsch sich da selbst zu bilden, diese Fortbildung gemacht haben. Bei uns in der Fortbildung waren auch einige, die nicht wissen, ob sie dann als Familienhebamme arbeiten können, das stand bei allen nicht so fest. Einige haben am Anfang gesagt, sie wollen so arbeiten, aber haben im Lauf der Fortbildung gemerkt, dass das zuviel wird, man so nicht überall arbeiten kann. Es ist schon gut, das Wissen zu besitzen und das Fundament zu haben, aber es ist auch oft zuviel Flexibilität gefordert.

Ja, eine Hebamme, denke ich, muss für die Familienhebammentätigkeit viel Empathie mitbringen, viel Flexibilität. Da sind Hebammen ja ganz unterschiedlicher Meinung, einige finden ihre bevorzugten Arbeitsbedingungen in geregelten Arbeitszeiten, andere bleiben lieber flexibel."

Dies sind erste Eindrücke aus der ersten Einsatzzeit frisch nach der Fortbildung zur Familienhebamme. Weitere werden folgen, sobald dieses und weitere, ähnliche Projekte aus ihren Kinderschuhen herausgewachsen sind. Dann wird auch, aus dieser und vielen weiteren Erfahrungen die Lehren ziehend, der Frage nachgegangen werden müssen, inwiefern die bisherigen Arten von Fortbildungen, Projektstrukturen sowie Arbeitsbedingungen ausreichend und angemessen sind oder ob Modifizierungen nötig werden. Einige mögliche Stichworte dazu sind ja bereits in dem hier vorgestellten Interview gefallen, weitere Perspektiven finden sich auch in dem Kapitel 2 „Familienhebammen im Wandel der Zeit – Rückblick, aktueller Stand und Perspektiven".

Eva Schneider

Von der Hebamme zur Familienhebamme – Auswirkungen auf das berufliche Selbstverständnis

Anliegen dieses Beitrags ist es, den Prozess des Übergangs von der Hebamme zur Familienhebamme zu thematisieren und in seiner Bedeutung für das berufliche Selbstverständnis zu betrachten. Literatur zu diesem Thema findet sich bisher kaum, in einigen wenigen Beiträgen finden sich Teilaspekte. Die folgenden Ausführungen stützen sich daher im Wesentlichen auf Kenntnisse der Autorin, die auf intensiver Beschäftigung mit dem Themengebiet beruhen. Die Erfahrungen basieren auf der praktischen Tätigkeit als Hebamme und Familienhebamme, auf der pädagogischen Arbeit als Ausbilderin von Familienhebammen und der wissenschaftlichen Betätigung im Rahmen einer qualitativen Studie und der Evaluationsforschung bei einem Modellprojekt zur Qualifizierung von Hebammen. Hinzukommen Erfahrungen als Beauftragte des Hebammenverbandes für den Bereich Familienhebammen, die Mitarbeit in einem berufspolitischen Gremium sowie zahlreiche Gespräche mit Familienhebammen.

Wenn im Weiteren die eher problematischen Aspekte aufgegriffen werden, soll das nicht den Blick darauf verstellen, dass die Tätigkeit als Familienhebamme natürlich auch viele positive und reizvolle Seiten hat. Neben der teilweise besseren Bezahlung steht für viele Familienhebammen im Vordergrund, in den belasteten Familien „richtig" gebraucht zu werden und helfen zu können. Betreuungserfolge (die sich oft an kleinen Dingen festmachen) sind dabei sehr bedeutsam und motivierend. Hebammen helfen Familien, die ohne Unterstützung nicht zurecht kämen und können so für die Entwicklung der Kinder Wichtiges leisten.

Zunächst soll ein Blick auf formale und strukturelle Änderungen in den Rahmenbedingungen zur Berufsausübung geworfen werden (siehe dazu auch das Kapitel 2 „Familienhebammen im Wandel der Zeit – Rückblick, aktueller Stand und Perspektiven"). Dann werden die für das berufliche Selbstverständ-

25

183

nis wichtigsten Aspekte ausgeführt und mit theoretischen und empirischen Befunden abgeglichen. Ein Fazit schließt den Beitrag ab.

Rahmenbedingungen der Familienhebammentätigkeit

Im Folgenden werden die Arbeitsbedingungen, die sich bei Familienhebammen ändern, dargelegt. Dabei kann man drei wesentliche Bereiche unterscheiden, die ineinander greifen:

- formale Bedingungen;
- strukturelle Anbindung;
- inhaltliche Arbeit.

Formale Bedingungen

Erst durch einen Auftrag- und Geldgeber bekommen Familienhebammen die Möglichkeit, tätig zu werden, denn die von den Krankenkassen finanzierte Betreuungsdauer endet nach acht Wochen. Mit einer finanzierenden Institution im Hintergrund kann die Hebamme die Familien in der Regel bis zum ersten Geburtstag des Kindes betreuen. Ein konkreter Auftraggeber – im Vergleich zu den eher anonym erscheinenden Krankenkassen – hat aber auch Auswirkungen auf die Hebammenarbeit insofern, als dass an die Hebamme nun besondere – oft nicht näher definierte – Erwartungen gestellt werden. Das kann dazu führen, dass Hebammen sich instrumentalisiert fühlen. Eine Hebamme gibt an, das „Jugendamt wolle das Gesundheitswesen für seine Ziele nutzen" und „sich aus der Verantwortung ziehen" (Schneider, 2006, S. 105). Zumindest sind Hebammen durch die enge Kooperation genötigt, für sich selbst zu definieren, wie sie ihre Rolle verstehen, und dieses Verständnis auch nach außen zu kommunizieren.

Familienhebammen haben per definitionem mit belasteten Familien zu tun, denn nur für diese ist der Auftraggeber zuständig. Das führt dazu, dass die spezifische Ressourcenorientierung einer Hebamme teilweise in den Hintergrund tritt zugunsten einer Defizitorientierung. Ausgebildet für die Begleitung bei physiologischen Vorgängen, agiert sie nun im Bereich der Prävention von Kindeswohlgefährdung. Das wirkt sich auf die Arbeit und auf die Beziehung zwischen Hebamme und Familien aus.

Der nun arbeitsstundenbezogene Abrechnungsmodus wird als positive Veränderung erlebt. Die übliche pauschalierte Abrechung eines Besuchs über die Krankenkassen erzeugt bei Familien mit komplexen Problemlagen und entsprechend hohem Beratungs- und Betreuungsaufwand einen Stundenlohn, der zum Umfang der erbrachten Leistungen proportional sinkt.

Strukturelle Anbindung

Je nachdem, in welchem Arbeitsfeld die Familienhebamme eingebunden ist, ist sie externe Kooperationspartnerin auf Honorarbasis, Mitglied eines Teams oder betreut die Familien im „Tandem" mit einer Sozialarbeiterin. In jedem Fall wird ihre Arbeit nicht mehr so stark den Charakter des „Einzelkämpfertums" aufweisen und sie wird Teil eines Netzwerks. Dies wird in der Regel als Entlastung empfunden – trotz aller Reibungspunkte, die eine inter-disziplinäre Zusammenarbeit mit sich bringt.

Zu den neuen Facetten des Aufgabengebiets gehören die Teilnahme an Besprechungen mit Kooperationspartnern (Hilfeplangespräche), die – ebenso wie die Hebamme – in den Familien involviert sind, oder auch Treffen, die auf die Versorgung in der Region bezogen sind („Runde Tische"). Durch die enge Zusammenarbeit mit dem Auftraggeber (z.B. Jugendamt) und weiteren Kooperationspartnern müssen nun auch Überleitungen vom System „Jugendhilfe" ins System „Gesundheitswesen" erbracht werden und umgekehrt. Neben den inhaltlichen und praktischen Herausforderungen bedeutet dies, dass an die Dokumentation der Hebammen andere Anforderungen gestellt werden und diese um Assessmentinstrumente ergänzt werden müssen.

Inhaltliche Arbeit

Markantester Unterschied zum Arbeitsfeld der freiberuflichen Hebamme ist sicher die Tatsache, dass es sich um Zielgruppen mit besonderen Belastungen handelt. Daraus folgen weitere Konsequenzen wie:

- Ist die Geburt eines Kindes üblicherweise ein „freudiges Ereignis", so kann sie in vorbelasteten Familien zur Krise werden;
- die Frauen/Familien melden sich nicht von sich aus, sondern werden vermittelt. Sie sind oft wenig motiviert, Hilfen anzunehmen, so dass Hebammen bei Betreuungsbeginn nicht selten auch mit Ablehnung, Misstrauen, Widerstand etc. konfrontiert werden;
- die Problemlagen sind sehr komplex, das Wohl des Kindes in der Familie kann gefährdet sein. Das heißt, dass auf die Hebamme Dilemmata zukommen und sie die Konsequenzen ihrer Entscheidung aushalten muss. Die damit verbundene Verantwortung kann mit Angst, Unsicherheit und rechtlichen Fragestellungen einhergehen.

25

- Die Arbeit mit den Familien ist emotional sehr belastend. Es muss die Austarierung von Nähe und Distanz gelingen: Vertrauensaufbau einerseits, Kontrolle andererseits. Diese Gratwanderung ist für Hebammen oft schwierig, gelingt aber überwiegend.
- Ansprüche an die Versorgung der Kinder müssen relativiert werden.

Zu den letzten Punkten einige Ausführungen von Professor Dr. Adolf Windorfer, Kinderarzt und Präsident der Stiftung „Eine Chance für Kinder":

> „Und da ist es gar nicht wichtig, ob eine Familienhebamme die drogenabhängige Frau sehr nett findet und es ganz furchtbar findet, wenn das Jugendamt [ihr] das Kind wegnimmt, das spielt keine Rolle. Sie muss lernen, dass ihre Befindlichkeiten völlig belanglos sind. Das ist für Hebammen ganz, ganz schwer. (...) ... und das ist eigentlich das, was sie lernen müssen. Dass sie nicht Anwalt der Mutter sind, sondern dass sie Anwalt des Kindes sind. (...) Ich war froh, wie dann (...) jemand sagte: ‚Ich bin ja selber ökologisch ausgerichtet. Ich hab da neulich eine Familie gehabt – da war ich schon froh, wenn sie überhaupt ein Gläschen aufgemacht hat, das für das Säuglingsalter geeignet war. Dass das nicht wieder Spaghetti bekommen hat.'" (Windorfer, 2007)

Wie wirken diese Umstände nun auf das Rollen- und Selbstverständnis von Hebammen?

Theoretische und empirische Befunde

Als theoretischer Bezugsrahmen für die weitere Betrachtung soll eine Untersuchung von Neuscheler über den Beruf der Hebamme auf der Grundlage der Professionstheorien von Hesse (1972) und Hartmann (1972) dienen. Neuscheler stellt unter anderem fest: „Der Hebammenberuf ist grundsätzlich auf die ‚Normalität', auf die gesunde Schwangere, Gebärende und Wöchnerin, ausgerichtet: Die Geburt wird als natürlicher, nicht krankhafter Vorgang begriffen" (Neuscheler, 1991, S. 51). Als externe, soziale Kriterien für eine Profession werden unter anderem. genannt:

- Expertenstellung;
- berufliche Autonomie;
- monopolisierter, stark abgegrenzter Arbeitsbereich;
- soziales Ansehen;
- staatliche Lizenz;
- Honorar ohne Verknüpfung mit Profit

(ebd., S. 54ff).

Neuscheler kommt zu dem Schluss, dass die Hebamme einen Expertenstatus, berufliche Autonomie und einen monopolisierten Arbeitsbereich besitzt, bezogen auf den physiologischen Bereich von Schwangerschaft, Geburt und Wochenbett.

Als interne, soziale Merkmale, die allerdings umstritten sind, werden altruistische Berufsmotivation und Non-profit-Orientierung genannt. Das soziale Ansehen zeigt sich positiv in der Wertschätzung der betreuten Frauen, ist aber gemessen am materiellen Status niedrig. Insgesamt können eine staatliche Anerkennung der Ausbildung und ein Honorar ohne Verknüpfung mit Profit festgestellt werden (ebd.).

Schon bei oberflächlicher Betrachtung (und mehr kann an dieser Stelle nicht geleistet werden) wird deutlich, dass diese Merkmale der Profession bei einer Hebamme anders ausgeprägt sind als bei einer Familienhebamme. Das Expertentum wird sicher unangetastet bleiben, bei der beruflichen Teilautonomie kann das bereits wegen der Abhängigkeit von einem – oft als parteiisch geschilderten – Auftraggeber kontrovers diskutiert werden. Der monopolisierte, stark abgegrenzte Arbeitsbereich ist sicher in der Familienhebammentätigkeit so nicht vorhanden, sieht man davon ab, dass Geburtshilfe eine den Hebammen (und ÄrztInnen) vorbehaltene Tätigkeit ist. Mögliche Einbußen im sozialen Ansehen beschäftigen den Berufsstand der Hebammen. Denn wie ist es längerfristig darum bestellt, wenn sie den Vertrauensvorschuss in der Bevölkerung aufs Spiel setzen, indem sie als „verlängerter Arm" des Jugendamtes Kontrolle ausüben? Hebammen haben ein staatlich anerkanntes Examen. Hingegen ist eine Qualifikation der Familienhebammen zurzeit weder zufriedenstellend standardisiert noch reguliert noch kann sie bei allen Familienhebammen vorausgesetzt werden. Der Verknüpfung des Honorars mit Profit soll bei Hebammen – und der Hebammenberuf ist kein Gewerbe – durch einheitliche Gebühren vorgebeugt werden. Dies ist im Familienhebammensektor bisher in keiner Weise umgesetzt worden und – neben der nicht regulierten Qualifizierung der Familienhebammen – sicher auch der föderalistischen Struktur geschuldet, denen Leistungserbringer wie kommunale Behörden unterliegen.

Die Veränderungen im Berufsalltag haben bei jeder einzelnen Hebamme auch Folgen auf der persönlichen Ebene. Erfahrungen aus der Gruppensupervision mit Familienhebammen zeigen, dass die Veränderung der Berufsrolle ein Anlass für berufliche und private Neuorientierung sein kann. Überforderung entsteht etwa durch die mangelnde Kenntnis methodischen Arbeitens in belasteten Familien. Verwaltungsstrukturen des Jugend- und Sozialamtes mit

25

ihrem Nicht-Eingreifen in Situationen, die Hebammen als Missstände und Notsituationen empfinden, sind zunächst unverständlich. Die Unsicherheit, eine vertraute, sichere Rolle gegen eine unbekannte, unsichere Rolle einzutauschen, kann zur Aktualisierung eigener biografischer Erfahrungen führen, die die Übernahme und Ausgestaltung der neuen Rolle schwierig machen. Die Fähigkeit und Bereitschaft der Hebamme, „anzupacken, zu helfen, ja zu ‚retten'" produziert einen Konflikt angesichts der Ohnmacht und Ambivalenzen in der Arbeit mit den vulnerablen Bevölkerungsgruppen (vgl. Wirbals, 1993, S. 104–113). So gibt es auch immer wieder Familienhebammen, die aus dieser Tätigkeit wieder aussteigen beziehungsweise Bedingungen benennen, unter denen sie bereit sind, ihre Arbeit zu tun.

Eine Familienhebamme berichtet:

> „Heute mit den Hartz-IV-Regelungen gibt es zunehmend Frauen, die kein Geld für Verhütungsmittel, Babynahrung oder die Salbe für den Kinderpo haben. Und dann sind da noch die Elektrizitätswerke, die den Strom abstellen, wenn Rechnungen nicht bezahlt werden. In solchen Momenten überlege ich: Greife ich jetzt wieder in meine eigene Tasche? [...] Was mache ich jetzt mit diesen Erfahrungen und Eindrücken? Das hat ganz viel zu tun mit Hilflosigkeit und Ohnmacht und ist auf Dauer keine bekömmliche Arbeitsgrundlage. [...] Es darf meiner Meinung nach keine Familienhebamme auf sich gestellt losgehen und sich da erschöpfen, sondern sie sollte sich eine Patin suchen, es sollte Coaching unter bestehenden Projekten geben und Erfahrungsnetzwerke müssen geschaffen werden [...] Ich weiß nach 28 Jahren, was das auch mit einem selbst machen kann". (Knoop, 2007, S. 426-430)

Ausblick

Anhand einer merkmals- beziehungsweise strukturorientierten Professionstheorie konnte aufgezeigt werden, wie tiefgreifend der Wandel von der Hebamme zur Familienhebamme die berufliche Identität beeinflusst. Berichte aus der Supervision und Fortbildung zeigen Probleme aus der Praxis auf. Nachdem nun einige Aspekte in der Änderung des beruflichen Selbst- und Rollenverständnisses bei Familienhebammen angesprochen wurden, kann man die Frage stellen: Was bedeutet das nun und wie könnte eine Empfehlung lauten?

Jede angehende Familienhebamme sollte darauf vorbereitet sein, dass sie in einen fundamentalen Veränderungsprozess eintritt, damit sie sich bewusst dafür entscheiden und sich auf die Veränderung und den damit verbundenen Gewinn und Verlust einlassen kann. Das beinhaltet zum Beispiel auch die Überlegung, dass eine Rückkehr in die herkömmliche Hebammenarbeit sicher ebenso ein Prozess ist wie der Einstieg in die Familienhebammenarbeit.

> Jede angehende Familienhebamme sollte Zeit und Gelegenheit für Reflexionen zu Fragen haben wie: Was macht diese Arbeit mit mir? Wie geht es mir dabei? Will ich das? Diese und ähnliche Überlegungen – idealerweise zusätzlich in einer Gruppe diskutiert – tragen dazu bei, Probleme über die eigene Person hinaus und mit Abstand zu betrachten.

Entlastend ist sicherlich, wenn nicht ausschließlich Familien mit Risiken betreut werden, sondern die Betreuung der „herkömmlichen" Klientel anteilmäßig beibehalten wird. Zudem sollte immer die Möglichkeit bestehen, die Betreuung von Familien abzulehnen, wenn die persönliche Belastungsgrenze erreicht ist.

Die Qualifikation sollte neben fachlichen Kenntnissen (z.B. Entwicklung des Kindes im ersten Lebensjahr) auch methodische Kompetenzen (Wie schaffe bzw. unterhalte ich ein Netzwerk?) und persönliche Fähigkeiten (Austarieren von Nähe und Distanz) zum Gegenstand haben. Wenn dann noch berufsbegleitende Unterstützung in Form von Supervision oder kollegialer Beratung vorhanden ist, sind gute Voraussetzungen gegeben, dass die Hebamme als Familienhebamme ihre neue Rolle ausfüllen und dass mit zunehmender Erfahrung ihre Sicherheit und Kompetenz noch weiter wachsen können.

25

Quellen und weiterführende Literatur

Familienhebammen im Wandel der Zeit – Rückblick, aktueller Stand und Perspektiven

Collatz, J. (2007). Erschöpfte Mütter. Deutsche Hebammen Zeitschrift, 12, 12–15.

Collatz, J. (2007). Das Bremer Ursprungsmodell. Deutsche Hebammen Zeitschrift, 12, 17–18.

Collatz, J. et al. (1981). Durchführung und Auswertung eines Modellversuchs zur Verbesserung der Schwangerenvorsorge und der Nachsorge von Säuglingen durch die Aktion Familien-Hebamme. München: Gesellschaft für Strahlen und Umweltforschung.

Collatz, J. & Rohde, J. (1986). Ergebnisse der Aktion Familien-Hebamme im Überblick. Evaluation eines Modellversuchs zur Verbesserung der medizinischen Versorgung und gesundheitlichen Lebensweisen in der Schwangerschaft und im Säuglingsalter. München: Gesellschaft für Strahlen und Umweltforschung.

Deutsches Institut für Jugendhilfe und Familienrecht (2007). Rechtliche Einordnung der Tätigkeit von Familienhebammen in das System der Sozialleistungen nach dem Sozialgesetzbuch. Heidelberg.

Knoop, C. (2007). Aus dem Dornröschenschlaf erwacht. Deutsche Hebammenzeitung, 6, 426–430.

Schneider, E. (2006). Familienhebammen. Die Betreuung von Familien mit Risikofaktoren (3. Auflage). Frankfurt a. M.: Mabuse.

Schneider, E. (2007). Bedarf steigend, Ressourcen knapp. Hebammenforum, 6, 432–435.

www.fruehehilfen.de

Die Familienhebamme im wissenschaftlichen Diskurs

Bender, D. & Lösel, F. (2000). Risiko- und Schutzfaktoren in der Genese und Bewältigung von Missbrauch und Vernachlässigung. In U. T. Egle, O. Hoffmann & P. Joraschky (Hrsg.), Sexueller Missbrauch, Misshandlung, Vernachlässigung (Vol. 2, S. 40–56). Stuttgart: Schattauer.

Borke, J., Werchan, A., Abels, M. & Kantrowitsch, V. (2005). Das Konzept der Babysprechstunde Osnabrück. In C. Hawellek & A. v. Schlippe (Hrsg.), Entwicklung unterstützen – Unterstützung entwickeln: Systemisches Coaching für Eltern nach dem Marte Meo-Modell (S. 172–191). Göttingen: Vandenhoeck und Ruprecht.

26

Bundesministerium für Familie, Senioren, Frauen und Jugend (2002). Elfter Kinder- und Jugendbericht. Aufwachsen in sozialer Verantwortung.

Bundesministerium für Familie, Senioren, Frauen und Jugend (1998). Zehnter Kinder- und Jugendbericht. Bericht über die Lebenssituation von Kindern und die Leistungen der Kinderhilfe in Deutschland.

Cierpka, M. (2005). Besser vorsorgen als nachsorgen. Möglichkeiten der psychosozialen Prävention. In M. Cierpka (Hrsg.), Möglichkeiten der Gewaltprävention. Göttingen: Vandenhoeck & Ruprecht.

Cierpka, M., Lück, M., Strüber, D. & Roth, G. (2007). Zur Ontogenese aggressiven Verhaltens. Psychotherapeut, 52, 87–101.

Egle, U. T. & Cierpka, M. (2005). Missbrauch, Misshandlung, Vernachlässigung. In A. Lohaus, M. Jerusalem & J. Klein-Heßling (Hrsg.), Gesundheitsförderung bei Kindern und Jugendlichen. Göttingen: Hogrefe.

Beziehungsgestaltung im professionellen Kontext

Cierpka, M., Scholtes, K. & Wölfer, C. (im Druck). „Das Baby verstehen – Praxismanual für die aufsuchende Arbeit". Kontakt über www.focus-familie.de

Gesprächstechniken – Elemente systemisch-lösungsorientierten Arbeitens

Barthelmess, M. (2001). Systemische Beratung. Eine Einführung für psychosoziale Berufe. Weinheim: Juventa.

Ziegenhain, U., Fries, M., Bütow, B. & Derksen, B. (2004). Entwicklungspsychologische Beratung für junge Eltern. Grundlagen und Handlungskonzepte für die Jugendhilfe. Weinheim: Juventa.

Die Geburt eines Kindes als existenzielle Erfahrung

Salis, B. (2007). Psychische Störungen im Wochenbett: Möglichkeiten der Hebammenkunst. München: Urban & Fischer.

Stern, D. N., Bruschweiler-Stern, N. & Freeland, A. (2000). Geburt einer Mutter: die Erfahrung, die das Leben einer Frau für immer verändert. München: Piper.

Stern, D. N. (1998). Die Mutterschaftskonstellation: eine vergleichende Darstellung verschiedener Formen der Mutter-Kind-Psychotherapie. Stuttgart: Klett-Cotta.

Die Geburt einer Familie –
psychologische Aspekte der Familiengründung

Brähler, E. (Hrsg.) (1994). Schwerpunktthema: Übergang zur Elternschaft. Gießen: Psychosozial-Verlag.

Reichle, B. (1999). Wir werden Familie: ein Kurs zur Vorbereitung auf die erste Elternschaft. Weinheim: Juventa.

Gloger-Tippelt, G. (1988). Schwangerschaft und erste Geburt: psychologische Veränderungen der Eltern. Stuttgart: Kohlhammer.

Schülein, J. A. (2002). Die Geburt der Eltern. (2. Auflage). Gießen: Psychosozial-Verlag.

Preuschoff, G. (2002). Von nun an zu dritt: Wie Babys das Leben ihrer Eltern verändern. Düsseldorf: Walter.

Entwicklung im ersten Lebensjahr

Brandt, I. (1983). Griffiths-Entwicklungsskalen (GES) zur Beurteilung der Entwicklung in den ersten beiden Lebensjahren. Weinheim: Beltz.

Papoušek, M. (1994). Vom ersten Schrei zum ersten Wort: Anfänge der Sprachentwicklung in der vorsprachlichen Kommunikation. Bern: Hans Huber.

Rauh, H. (1995). Frühe Kindheit. In R. Oerter & L. Montada (Hrsg.), Entwicklungspsychologie. Weinheim: Beltz.

Stemme, G. & v. Eickstedt, D. (1998). Die frühkindliche Bewegungsentwicklung. Vielfalt und Besonderheiten. Düsseldorf: Verlag selbstbestimmtes leben.

Stern, D. N. (1995). Tagebuch eines Babys: Was ein Kind sieht, spürt, fühlt und denkt. München: Piper.

Kindliche Bedürfnisse im ersten Lebensjahr

Largo, R. (2001). Babyjahre. Die frühkindliche Entwicklung aus biologischer Sicht. München: Piper.

Largo, R. & Benz-Castellano, C. (2004). Die ganz normalen Krisen – Fit und Misfit im Kleinkindalter. In M. Papoušek, M. Schieche & H. Wurmser (Hrsg.), Regulationsstörungen der frühen Kindheit. Bern: Hans Huber.

Papoušek, M. (2004). Regulationsstörungen der frühen Kindheit: Klinische Evidenz für ein neues diagnostisches Konzept. In M. Papoušek, M. Schieche & H. Wurmser (Hrsg.), Regulationsstörungen der frühen Kindheit. Bern: Hans Huber.

Resch, F. (2004). Entwicklungspsychopathologie der frühen Kindheit im interdisziplinären Spannungsfeld. In M. Papoušek, M. Schieche & H. Wurmser (Hrsg.) Regulationsstörungen der frühen Kindheit. Bern: Hans Huber.

26

Interaktionelle Herausforderungen in der Säuglingszeit

Largo, R. (2001). Babyjahre. Die frühkindliche Entwicklung aus biologischer Sicht. München: Piper.

Largo, R. & Benz-Castellano, C. (2004). Die ganz normalen Krisen – Fit und Misfit im Kleinkindesalter. In M. Papoušek, M. Schieche & H. Wurmser (Hrsg.), Regulationsstörungen der frühen Kindheit. Bern: Hans Huber.

Papoušek, M. (2004). Regulationsstörungen der frühen Kindheit: Klinische Evidenz für ein neues diagnostisches Konzept. In M. Papoušek, M. Schieche & H. Wurmser (Hrsg.), Regulationsstörungen der frühen Kindheit. Bern: Hans Huber.

Resch, F. (2004). Entwicklungspsychopathologie der frühen Kindheit im interdisziplinären Spannungsfeld. In M. Papoušek, M. Schieche & H. Wurmser (Hrsg.), Regulationsstörungen der frühen Kindheit. Bern: Hans Huber.

Eltern-Kind-Bindung

Ainsworth, M. D. S. (1973). The development of infant-mother-attachment. In: B. M. Caldwell & H. N. Riciutti (Hrsg.), Review of child development research (Bd. 3, S. 1-94). Chicago: University of Chicago Press.

Ainsworth, M. D. S. (1979). Attachment as related to mother-infant interaction. In: J. Rosenblatt, R. A. Hinde, C. Beer & M. Bunsel (Hrsg.), Advances in the study of behaviour (Bd. 9, S. 1–51). San Diego, CA: Academic Press.

Ainsworth, M. D. S., Blehar, M. C., Waters, E. & Wall, S. (1978). Patterns of attachment. A psychological study of the strange situation. Hillsdale, NJ: Erlbaum.

Bowlby, J. (1979). Psychoanalysis and child care. In: ders., The making and breaking of affectional bonds (S. 1–24). London: Tavistock Publications. (dt.: Psychoanalyse und Kindererziehung. In: J. Bowlby (2001), Das Glück und die Trauer (2. Auflage, S. 13–39). Stuttgart: Klett-Cotta.)

Bowlby, J. (1982). Attachment and loss, Bd. 1: Attachment (2. Auflage). New York: Basic Books.

Bowlby, J. (1995). Elternbindung und Persönlichkeitsentwicklung. Therapeutische Aspekte der Bindungstheorie. Heidelberg: Dexter.

Grossmann, K. & Grossmann, K. E. (2004). Bindungen – das Gefüge psychischer Sicherheit. Stuttgart: Klett-Cotta.

Lamb, M. E. (2004). The role of the father in child development (4. Auflage). New York: Wiley & Sons.

Papoušek, M. & Papoušek, H. (1981). Intuitives elterliches Verhalten im Zwiegespräch mit dem Neugeborenen. Sozialpädiatrie in Praxis und Klinik, 3 (5), 229–238.

Parke, R. D. (1995). Fathers and families. In: M. H. Bornstein (Hrsg.), Handbook of child psychology, Bd. 3: Social, emotional and personality development (5. Auflage, S. 463–552). New York: Wiley & Sons.

Die Rolle weiterer für die Familie wichtiger Personen

Hildenbrand, B. (2007). Einführung in die Genogrammarbeit. Heidelberg: Carl-Auer.

McGoldrick, M. & Gerson, R. (1995). Genogramm in der Familienberatung. Göttingen: Hans Huber.

Roedel, B. (2006). Praxis der Genogrammarbeit. Die Kunst des banalen Fragens. Dortmund: Modernes Lernen.

Wichtige Symptome und Hinweise auf körperliche und seelische Misshandlung und Vernachlässigung im Säuglingsalter

Berger, M., Freiberger, E., v. Kalckreuth, B., Knott, M., Wiesler, C. & Windaus, E. (2007). Leitlinien für Regulationsstörungen, psychische und psychosomatische Störungen im Säuglings- und frühen Kleinkindalter. Analytische Kinder und Jugendlichenpsychotherapie, 37 (132), 545–576.

Bundesministerium für Jugend, Familie und Gesundheit (Hrsg.) (1979). Misshandlung von Säuglingen und Kleinkindern. Erkennen und Helfen. S. 48–63. Bonn.

Deegener, G. & Körner, W. (Hrsg.) (2005). Kindesmisshandlung und Vernachlässigung. Ein Handbuch. Göttingen: Hogrefe.

Diem-Wille, G. (2007). Die frühen Lebensjahre. Psychoanalytische Entwicklungstheorie nach Freud, Klein und Bion. Stuttgart: Kohlhammer.

Egle, U. T., Hoffmann, S. & Joraschky, P. (2000). Sexueller Missbrauch, Misshandlung und Vernachlässigung. Erkennung und Therapie psychischer und psychosomatischer Folgen früher Traumatisierungen. Stuttgart: Schattauer.

Gregor, A. & Cierpka, M. (2004). Das Baby verstehen. Das Handbuch zum Elternkurs für Hebammen. Bensheim: Karl-Kübel-Verlag.

Steinhausen, H.-C. (2002). Psychische Störungen bei Kindern und Jugendlichen. Lehrbuch der Kinder- und Jugendpsychiatrie. München: Urban & Fischer.

Kulturspezifische Wertvorstellungen und Umgangsweisen mit Säuglingen

Kağitçibaşi, C. (2005). Autonomy and relatedness in cultural context. Journal of Cross-Cultural Psychology, 36 (4), 403–422.

Keller, H. (2007). Cultures of Infancy. Mahwah, N.J.: Erlbaum.

Keller, H., Abels, M., Lamm, B., Yovsi, R. D., Voelker, S. & Lakhani, A. (2005). Ecocultural Effects on Early Infant Care: A Study in Cameroon, India and Germany. Ethos, 33 (4), 512–541.

Romberg, J. (2007). Was ist gut fürs Kind? Geo, 5, 170–178.

Tunç, M. (2006). Vaterschaft im Wandel. Männer mit Migrationshintergrund: „Genossen vom andern Stern?" In: Fachforum „Junge Familien im Brennpunkt – Förderung und Unterstützung von jungen Familien in E & C-Gebieten". Dokumentation der Veranstaltung vom 18. und 19.4.2005 in Berlin.

26

Familien mit Abhängigkeitsthematik

Arnold, T., Feldmeier-Thon, J., Fritsch, R. & Simmedinger, R. (1995). Wem hilft Methadon? Daten, Fakten, Analysen. Frankfurt a. M.: Institut für Sozialarbeit und Sozialpädagogik (ISS-Referat 1/1995).

Arnold, H. & Schille, H.-J. (Hrsg.) (2002). Praxishandbuch Drogen und Drogenprävention. Handlungsfelder – Handlungskonzepte – Praxisschritte. Weinheim: Juventa.

Böhnisch, L. & Schille, H.-J. (2002). Drogengebrauch als Risiko- und Bewältigungsverhalten. In H. Arnold & H.-J. Schille (Hrsg.), Praxishandbuch Drogen und Drogenprävention. Handlungsfelder – Handlungskonzepte – Praxisschritte (S. 41–50). Weinheim: Juventa.

Blum, C. (2002). Co-Abhängigkeit. In H. Arnold & H.-J. Schille (Hrsg.), Praxishandbuch Drogen und Drogenprävention. Handlungsfelder – Handlungskonzepte – Praxisschritte (S. 209-216). Weinheim: Juventa.

Dilling, H., Mombour, W. & Schmidt, M.-H. (2000). Internationale Klassifikation psychischer Störungen. ICD-10 Kapitel V (F) Klinisch-diagnostische Leitlinien. Bern: Hans Huber.

Enke, T. (2002). Krisenintervention bei Drogenabhängigen. In H. Arnold & H.-J. Schille (Hrsg.), Praxishandbuch Drogen und Drogenprävention. Handlungsfelder – Handlungskonzepte – Praxisschritte (S. 427–452). Weinheim: Juventa.

Jaudes, P. K., Ekwo, E. & Van Voorhis, J. (1995). Association of drug abuse and child abuse. Child Abuse and Neglect, 19, 1065–1075.

Kashiwagi, M., Schäfer, C., Kästner, R., Vetter, K. & Abou-Dakn, M. (2005). Opiatabhängigkeit und Stillen. Geburts- und Frauenheilkunde, 65, 938–941.

Klein, M. (2001). Lebensqualität der Kinder von Opiatabhängigen: Fiktion, Tabu und Realität. In B. Westermann, C. Jellinek & G. U. Bellmann (Hrsg.), Substitution: Zwischen Leben und Sterben (S. 61–80). Weinheim: Deutscher Studien Verlag.

Elektronische Medien:

Akoholismus in der Schwangerschaft. http://www.a-connect.de/mutter.php (gesehen am 06.02.2008).

Aufsuchende Familienhilfe für junge Mütter. Netzwerk Familienhebammen. Projektbericht für die Jahre 2002–2004. http://www.eine-chance-fuer-kinder.de/projektbericht_gesamt.pdf (gesehen am 13.02.2008).

Hasler, G., Meili, D., Wang, J., Gutzwiller, F. & Davatz, F. (2001). Opiatabhängigkeit und Mutterschaft – Eine Pilotstudie aus dem Zokl1, einer Poliklinik für methadongestützte Behandlung. Artikel in: Abhängigkeiten, Forschung und Praxis der Prävention und Behandlung, Ausgabe 2/2001 und unter http://www.arud.ch/forschung/publikationen/mutterschaft.htm#Anchor--Ergebnis-64794 (gesehen am 06.02.2008).

Hüseman, D. (2007). Neugeborene drogenabhängiger Mütter. Fachverband Drogen und Rauschmittel 29.01.2007. http://www.fdr-online.info/pdf/06hueseman.pdf (gesehen am 13.02.2008).

Methadon. http://www.suchtzentrum.de/drugscouts/dsv3/stoff/methadon.html (gesehen am 13.02.2008).

Zenker, C. (2007). Drogenabhängige, Substituierte Schwangere, Mütter, Eltern und ihre Kinder. NLS-Jahrestagung 17. Juli 2007, Hannover. http://www.nls-suchtgefahren.de/downloads/jahrtg2007/Vortrag-Prof-Zenker.pdf (gesehen am 13.02.2008).

Psychische Erkrankungen in der Schwangerschaft und im ersten Jahr mit dem Kind

Hofecker Fallahpour, M., Zinkernagel, C., Frisch, U., Neuhofer, C., Stieglitz, R.-D. & Riecher-Rössler, A. (2005). Was Mütter depressiv macht ... und wodurch sie wieder Zuversicht gewinnen. Bern: Hans Huber.

Papoušek, M. (2004). Regulationsstörungen der frühen Kindheit: Klinische Evidenz für ein neues diagnostisches Konzept. In M. Papoušek, M. Schieche & H. Wurmser (Hrsg.), Regulationsstörungen der frühen Kindheit. Bern: Hans Huber.

Reck, C., Weiss, R., Fuchs, T., Möhler, E., Downing, G. & Mundt, Ch. (2004). Psychotherapie der postpartalen Depression. Der Nervenarzt, 11, 1068–1073.

Reck, C. (2007). Postpartale Depression: Mögliche Auswirkungen auf die frühe Mutter-Kind-Interaktion und Ansätze zur psychotherapeutischen Behandlung. Praxis der Kinderpsychologie und Kinderpsychiatrie, 56, 234–244.

Wortmann-Fleischer, S., Downing, G. & Hornstein, C. (2006). Postpartale psychische Störungen. Stuttgart: Kohlhammer.

Die spezifische Lebenssituation junger Mütter und ihrer Familien

Anklin, M. (2005). Teenager und schwanger. Hintergründe und Probleme einer Schwangerschaft in der Adoleszenz. Wie kann die Hebamme eine schwangere Teenagerin professionell unterstützen? Abschlussarbeit der Hebammenschule Bern 2005. http://www.gesundheit.bfh.ch/content/File/diplomstudium/hebammen/diplomarbeiten%20HF/AnklinM_2005_Teenager_und_Schwanger.pdf (gesehen am 27.08.2007).

Ein Baby zum Kuscheln? (2005) http://www.diakonie-baden.de/thema_schwangerenberatung/teenagerschwangerschaften.php (gesehen am 25.07.2007).

Krebs-Remberg, A. (2005). Wenn Teenager schwanger werden – Ergebnisse einer qualitativen Studie der BZgA. Aus: E&C Fachforum: Junge Familien im Brennpunkt – Förderung und Unterstützung von jungen Familien in E&C-Gebieten. Dokumentation der Veranstaltung vom 18. und 19. April 2005 in Berlin. http://www.eundc.de/pdf/40008.pdf (gesehen am 15.08.2007).

26

Pregitzer, S. (2007). Belem. Berufliche Lebensplanung für junge Mütter. Ein Kooperationsprojekt zwischen Jugendhilfe und Schule. http://www.zsb-bremen.de/unterlagen/fachinfo/artikel_betrifft_maedchen03-01.pdf (gesehen am 25.07.2007).

Schöning, I. (2004). Schwangerschaften Minderjähriger – „Perspektiven" in benachteiligten Stadtteilen? http://www.eundc.de/pdf/27012/pdf (gesehen am 27.08.2007).

Teenagerschwangerschaften: Antwort des Deutschen Bundestages auf die kleine Anfrage der Abgeordneten Michaela Noll, Rita Pawelski, Maria Eichhorn, weiterer Abgeordneter und der Fraktion der CDU/CSU vom 20.12.2004. http://www.dip.bundestag.de/btd/15/045/1504580.pdf (gesehen am 25.07.2007).

Zitate junger Mütter aus:

Weyerer, G. (2004). Wenn Kinder Kinder kriegen. Junge Mütter und die Tücken des Elternseins. Aus einer Sendung des Deutschlandradios Berlin vom 30.11.2004. http://www.dradio.de/dlr/sendungen/kompass/323779/ (gesehen am 25.07.2007).

Wienholz, S. (2005). Teenagerschwangerschaften in Sachsen – Ergebnisse einer Expertenbefragung. Aus: E&C Fachforum: Junge Familien im Brennpunkt – Förderung und Unterstützung von jungen Familien in E&C-Gebieten. Dokumentation der Veranstaltung vom 18. und 19. April 2005 in Berlin. http://www.eundc.de/pdf/40009.pdf (gesehen am 25.07.2007).

Wienholz, S. (2003). Die Rolle von Gynäkologinnen und Gynäkologen in der Beratung und Betreuung von minderjährigen Schwangeren und Müttern in Sachsen. http://www.gesundheitberlin.de/index.php4?request=search&topic=2143&type=infotext (gesehen am 25.07.2007).

Krisen und Umgang mit Krisen

Egidi, K. & Boxbücher, M. (Hrsg.) (1996). Systemische Krisenintervention. Tübingen: DGVT.

Müller, W. (1996). Von Krisen und Grenzen. In K. Egidi & M. Boxbücher (Hrsg.), Systemische Krisenintervention. Tübingen: DGVT.

Rausch, K. (1996). Krisenintervention in suizidalen Krisen. In K. Egidi & M. Boxbücher (Hrsg.), Systemische Krisenintervention. Tübingen: DGVT.

Sonneck, G. (2000). Krisenintervention und Suizidverhütung. Stuttgart: UTB.

Institutionen im Bereich Familienhilfe und sozialrechtliche Aspekte

Helming, E., Sandmeir, G., Sann, A. & Walter, M. (2006). Kurzevaluation von Programmen zu Frühen Hilfen für Eltern und Kinder und sozialen Frühwarnsystemen in Deutschland. München: Deutsches Jugendinstitut e.V.

Horschitz, H. (2007). Rechtsforum – Familienhebammen und Schweigepflicht. Hebammenforum, 8, 657–658.

Reich, W. (in Druck). Der Stuttgarter Kinderschutzbogen – ein Diagnoseinstrument. In H. Maja (Hrsg.), Diagnostik und Diagnosen in der sozialen Arbeit. Deutscher Verein für private und öffentliche Fürsorge.

Stasch, M. (2007). Die Heidelberger – Belastungsskala (HBS). Unveröffentlichte Arbeitsversion, Universitätsklinikum Heidelberg.

Sicherstellung grundlegender finanzieller Mittel für Familien

Bundesministerium für Familie, Senioren, Frauen und Jugend. Leistungen und Förderung. http://www.bmfsfj.de/bmfsfj/generator/Politikbereiche/Familie/leistungen-und-foerderung.html (gesehen am 08.02.2008).

Bundesministerium für Familie, Senioren, Frauen und Jugend. Familien-Wegweiser.de. http://www.familien-wegweiser.de (gesehen am 08.02.2008).

Die U-Untersuchungen beim Kinderarzt

Cierpka, M. (2005). Möglichkeiten der Gewaltprävention. Göttingen: Vandenhoeck & Ruprecht.

Richtlinien des Bundesausschusses der Ärzte und Krankenkassen über die Früherkennung von Krankheiten bei Kindern bis zur Vollendung des 6. Lebensjahres („Kinder-Richtlinien") in der Fassung vom 26. April 1976, zuletzt geändert am 21. Dezember 2004.

Papoušek, M., Rothenburg, S., Cierpka, M. & v. Hofacker, N. (Hrsg.) (2005). Ergänzungen zum gelben Vorsorgeheft. In: Regulationsstörungen der frühen Kindheit. CD-basierte Fortbildung. München: Stiftung Kindergesundheit.

Gesund groß werden – Eltern-Ordner zum Früherkennungsprogramm für Kinder U1–U9 und J1. Informationsschrift der Bundeszentrale für gesundheitliche Aufklärung. http://www.bzga.de (gesehen am 23.07.2008).

Fit von Klein auf – BKK Gesundheitsförderung in Kindertageseinrichtungen. Kita-Vorsorgebogen zur Vorlage bei der U8 /U9. http://www.fitvonkleinauf.de/117.0.html (gesehen am 23.07.2008).

Eltern-Kind-Gruppen

Egle, U. T., Hardt, J. & Nickel, R. (2002). Long-term effects of adverse childhood experiences – Actual evidence and needs for research. Zeitschrift für Psychosomatische Medizin und Psychotherapie, 48 (5), 411–434.

26

Das Modellvorhaben „Keiner fällt durchs Netz"

Bornewasser, M. & Glitsch, E. (2006). Erhöhte Risikobereitschaft und Risikosuche. In A. Lohaus, M. Jerusalem, J. Klein-Heßling (Hrsg.), Gesundheitsförderung im Kindes- und Jugendalter (S. 273–300). Göttingen: Hogrefe.

Deutscher Kinderschutzbund NRW/Institut für Soziale Arbeit e.V. (2000). Kindesvernachlässigung. Erkennen – Beurteilen – Handeln. Münster/Wuppertal.

Gregor, A. & Cierpka, M. (2004). Das Baby verstehen. Das Handbuch zum Elternkurs für Hebammen. Bensheim: Karl-Kübel-Verlag.

Stasch, M. (2007). Die Heidelberger – Belastungsskala (HBS). Unveröffentlichte
Arbeitsversion, Universitätsklinikum Heidelberg.

Von der Hebamme zur Familienhebamme –
Auswirkungen auf das berufliche Selbstverständnis

Neuscheler, V. (1991). Beruf und Berufsorganisation der Hebamme. Professionalisie-
rung oder Deprofessionalisierung eines Gesundheitsberufes? Konstanz: Hartung-
Gorre.

Knoop, C. (2007). Aus dem Dornröschenschlaf erwacht. Hebammenforum, 6,
426–430.

Schneider, E. (2006). Familienhebammen. Die Betreuung von Familien mit Risikofaktoren (2. Auflage). Frankfurt a. M.: Mabuse.

Weidner, F. (2003). Professionelle Pflegepraxis und Gesundheitsförderung. Eine em-
pirische Untersuchung über Voraussetzungen und Perspektiven des beruflichen
Handelns in der Krankenpflege (2. Auflage). Frankfurt a. M.: Mabuse.

Windorfer, A. (2007). Interview vom 07.05.2007. Schulungsunterlagen. Unveröf-
fentlicht. Hannover.

Wirbals, H. (1993). Gruppensupervision mit Hebammen in einem Modellprojekt.
FoRuM supervision 1.

AutorInnenverzeichnis

Daniel Nakhla, Dipl.-Psych.
Wissenschaftlicher Mitarbeiter am Institut für Psychosomatische Kooperationsforschung und Familientherapie des Universitätsklinikums Heidelberg und Supervisor im dort angesiedelten Projekt „Keiner fällt durchs Netz". Klinisch-psychotherapeutischer Schwerpunkt mit tiefenpsychologischem Hintergrund. Weitere Schwerpunkte: Kultur- und religionspsychologische Themen sowie Arbeit und Forschung zum Thema Vaterschaft.
Kontakt: Daniel.Nakhla@med.uni-heidelberg.de

Andreas Eickhorst, Dr. rer. nat., Dipl.-Psych.
Wissenschaftlicher Mitarbeiter am Institut für Psychosomatische Kooperationsforschung und Familientherapie des Universitätsklinikums Heidelberg und Gesamtkoordinator des dort angesiedelten Projektes „Keiner fällt durchs Netz". Forschungsschwerpunkte: Eltern-Säuglings-Interaktionen, kulturinformierte Entwicklungspsychologie, Vaterforschung, Familienberatung bei frühkindlichen Regulations- und Interaktionsproblemen. Mitbegründer der Beratungseinrichtung „Babysprechstunde Osnabrück".
Kontakt: Andreas.Eickhorst@med.uni-heidelberg.de

Manfred Cierpka, Prof. Dr. med.
Arzt für Psychiatrie, Psychotherapeutische Medizin, Psychoanalytiker, Familientherapeut. Ärztlicher Direktor des Instituts für Psychosomatische Kooperationsforschung und Familientherapie, Universitätsklinikum Heidelberg. Veröffentlichungen in der Präventions- und Psychotherapieforschung. Initiator und Leiter des Präventionsprojektes „Keiner fällt durchs Netz".
Kontakt: Manfred.Cierpka@med.uni-heidelberg.de

Monika Abels, Dr. rer. nat., Dipl.-Psych.
Zurzeit wissenschaftliche Mitarbeiterin in einem interdisziplinären Team, das an der Entwicklung eines Kurses für werdende Eltern zur Erleichterung des Überganges zur Elternschaft und Stärkung der elterlichen Kompetenzen an der Universität Osnabrück arbeitet, Institut für Psychologie, Fachgebiet Entwicklung & Kultur. Promotion „Vorstellungen über emotionale Wärme gegenüber Säuglingen"; seit 1998 immer wieder für Forschungsprojekte längere Zeit im Ausland, vor allem in Indien.
Kontakt: mabels@uos.de

27

Marisa Benz, Dipl. Psych.
Wissenschaftliche Mitarbeiterin am Institut für Psychosomatische Kooperationsforschung und Familientherapie des Universitätsklinikums Heidelberg. Supervisionstätig-
keit im Rahmen des Präventionsprojektes „Keiner fällt durchs Netz" und Mitarbeit
in der Eltern-Säuglings-Ambulanz des Instituts. Forschungsschwerpunkt im Bereich
väterlichen Involvements.
Kontakt: Marisa.Benz@med.uni-heidelberg.de

Silke Borchardt, Dipl.-Psych.
Wissenschaftliche Mitarbeiterin am Institut für Psychosomatische Kooperationsforschung und Familientherapie des Universitätsklinikums Heidelberg. Supervisionstätig-
keit im Rahmen des Präventionsprojektes „Keiner fällt durchs Netz". Forschungsschwerpunkt: frühkindliche Triangulierung.
Kontakt: Silke.Borchardt@med.uni-heidelberg.de

Hortense Demant, Dipl.-Psych.
Psychologische Psychotherapeutin i.A. (Verhaltenstherapie). Zertifizierte PEKiP-
Leiterin. Wissenschaftliche Mitarbeiterin im Projekt „Keiner fällt durchs Netz"
am Institut für psychosomatische Kooperationsforschung und Familientherapie des
Universitätsklinikums Heidelberg. Mitarbeiterin in der Eltern-Säuglings-Ambulanz
des Instituts.
Kontakt: Hortense.Demant@med.uni-heidelberg.de

Britta Frey, Dipl.-Psych.
Mitarbeiterin im Präventionsprojekt „Keiner fällt durchs Netz" am Institut für
Psychosomatische Kooperationsforschung und Familientherapie des Universitäts-
klinikums Heidelberg. Schwerpunkte im Bereich der Vaterforschung mit speziellem
Fokus auf die kulturvergleichende Forschung. Seit 2004 systemisch orientierte
Beratung von Eltern mit Kindern im Alter von 0 bis 3 Jahren, die unter Regulations-
schwierigkeiten leiden, zurzeit in der Eltern-Säuglings-Ambulanz des Instituts.
Kontakt: Britta.Frey@med.uni-heidelberg.de

Kai Götzinger, Dipl.-Psych.
Mitarbeiter der Erziehungs-, Ehe-, Familien- und Lebensberatungsstelle des Bistums
Trier in St. Wendel. Fortgeschrittene Ausbildung zum Psychologischen Psychothera-
peuten (Verhaltenstherapie), wissenschaftlicher Mitarbeiter am Universitätsklinikum
Heidelberg und Supervisor im dort angesiedelten Projekt „Keiner fällt durchs Netz".
Arbeitsschwerpunkte: Erziehungsberatung, Paar- und Familientherapie, Elterntrai-
ning, ambulante Psychotherapie. Forschungsschwerpunkte: organisationspsychologi-
sche Voraussetzungen und Interventionsmöglichkeiten zur effektiven Implementierung neuer Kooperationsstrukturen im Bereich „Frühe Hilfen".
Kontakt: Kai.Götzinger@med.uni-heidelberg.de

Sarah Groß, Dipl.-Psych.
Wissenschaftliche Mitarbeiterin am Universitätsklinikum Heidelberg. Klinische Tätigkeit in der Mutter-Kind-Einheit für psychische Erkrankungen während der Schwangerschaft und nach der Geburt, Klinik für Allgemeine Psychiatrie. I.A. zur tiefenpsychologischen Psychotherapeutin. Forschungsschwerpunkte: Postpartale psychische Erkrankungen, frühkindliche Verhaltensregulation, Frühe Hilfen, Beziehungserleben bei Depression.
Kontakt: Sarah.Gross@med.uni-heidelberg.de

Eva Schneider,
ist Pflegewissenschaftlerin (MScN), Dipl. Berufspädagogin (FH), Hebamme und leitet die Abteilung für die praktische Ausbildung an der Hebammenschule in Hamburg. Sie ist Mitglied im Expertinnengremium „Familienhebamme" des Deutschen Hebammenverbandes und hat das Curriculum für die aktuell laufenden Familienhebammenfortbildungen verfasst.
Kontakt: www.natalis-projekte.de

Kerstin Scholtes, Dipl.-Psych.
Wissenschaftliche Mitarbeiterin im Präventionsprojekt „Keiner fällt durchs Netz" am Institut für Psychosomatische Kooperationsforschung und Familientherapie des Universitätsklinikums Heidelberg, in diesem Rahmen unter anderem Supervisorin im Projekt „Keiner fällt durchs Netz". Mitarbeiterin in der Eltern-Säuglings-Kleinkind-Ambulanz des Instituts. Dozentin in der sonderpädagogischen Zusatzausbildung für ErzieherInnen. I.A. zur Analytischen Kinder- und Jugendlichenpsychotherapeutin. Thematische Schwerpunkte: Eltern-Kind-Interaktionen, väterliches Involvement im ersten Lebensjahr.
Kontakt: kerstin.scholtes@med.uni-heidelberg.de

Claudia Wölfer, Dr. phil., Dipl.-Psych.
Mediatorin (BAFM), Systemische Paar- und Familientherapeutin (IGST), derzeit i.A. zur tiefenpsychologischen Psychotherapeutin. Wissenschaftliche Mitarbeiterin am Universitätsklinikum Heidelberg und in diesem Rahmen Supervisorin im Projekt „Keiner fällt durchs Netz" sowie Mitarbeiterin in der Eltern-Säuglings-Ambulanz. Thematische Schwerpunkte: Konfliktbewältigung in Partnerschaften, Eltern-Säuglings-Interaktion.
Kontakt: cwoelfer@web.de

27

203

Register

Abhängigkeit, 60, 109 ff., 129, 133, 161, 187

Alkohol, 18, 109, 111, 136
- Alkohol-Embryopathie, 112

Alleinerziehende, 113, 121, 151 ff., 168

Angst, 18, 20, 23, 26 ff., 39 ff., 48, 60, 74 f., 107, 113, 118, 131, 135, 155, 165, 175, 185
- Angststörungen, 117, 118

Anliegen, 25, 29 ff., 83, 166, 183

ASD (Allgemeiner Sozialer Dienst), 95 f., 142 f., 146, 181

Auftrag, 11, 29 f., 142, 184
- Auftraggeber, 184 f., 187
- Auftragsklärung, 29

Babyblues, 41, 43, 117

Bedürfnis, 37, 46 f., 50, 58, 60, 63 ff., 71, 76, 86, 92, 102 f., 132, 179

Belastungs
- bereiche, 173
- faktoren, 78, 86, 112, 172 f.

Betreuung, 7, 11 ff., 42, 50, 81, 84, 99, 132, 143, 172, 180, 189

Beratung, 20, 28, 124, 133, 142 ff., 180, 189
- Beratungsangebot, 29, 148
- Beratungsstelle, 24, 124, 139, 143, 146 ff., 166

Beziehung
- Eltern-Kind-Beziehung, 19, 24, 90 ff., 158, 160
- Mutter-Kind-Beziehung, 121, 132 f., 168
- Beziehungsstörung, 19, 161, 173 f.

Bindung
- Eltern-Kind, 41, 59
- Mutter-Kind, 76
- Vater-Kind, 74, 77
- Bindungserfahrungen, 73 f.
- Bindungsqualitäten, 74
- Bindungstheorie, 59, 73 f., 79
- Bindungsverhalten, 18, 75, 99

Co-Abhängigkeit, 111

Coping, 35
- Copingfragen, 35, 38

Delegation, 84

Depression, depressiv, 42, 94, 112, 117 ff., 125 f., 158, 174

Distanz, 23, 25, 35, 37, 49, 100, 114 f., 138 f., 186, 189

Drogen, 18, 20, 111, 114
- Drogenabhängigkeit, 110, 112
- Drogenkonsum, 23, 110 f.

Einverständnis, 28, 162, 172

Elterliche Kompetenz / Fähigkeit, 20, 76 f., 99

Elternkurs, 167, 171, 175

Eltern-Säuglings-Beratung, 20, 124

Entbindung, 42, 112

Entwicklung
- emotionale, 59, 66
- motorische, 53, 57
- soziale, 17, 59, 60, 66
- sprachliche / Sprachentwicklung, 58, 59, 66, 160, 162

28

- Entwicklungsbereiche, 18, 53, 58, 66
- Entwicklungsstand, 65, 70, 127, 155, 161
- Entwicklungsstörungen, 94
- Entwicklungsverzögerungen, 163

Entzugssymptome Neugeborener, 112

Evaluation, 177

Explorationssverhalten, 61, 75

Familien
- angehörige, 23, 83, 120 f.
- bildungsstätten, 166 f.
- gericht, 145 ff.
- hilfe, 141 f.

Familienhebammentätigkeit, 182, 184, 187

Fehlentwicklungen, 73, 141

Feinfühligkeit, 76

Finanzielle
- Beratung, 149, 153
- Fragen, 150
- Hilfen, 150
- Mittel, 12, 144, 149 f.
- Schwierigkeiten / Sorgen / Probleme, 70, 121, 124, 149
- Unterstützung, 149, 150

Fortbildung, 7, 9, 11, 13, 21, 176, 180 ff., 188

Frühwarnsysteme, 141 f.

Fütterstörung, 91, 124

Geburts
- erleben, 41 ff., 120, 158
- nachsorge, 156, 173
- station, 172

Genogramm, 81, 86 f.

Geschwister, 74, 84, 102, 146
- Geschwisterkind, 45, 105, 124, 174

Gesprächstechniken, 21, 35, 38

Gesundheits
- amt, 14, 142
- fürsorge, 18, 142
- wesen, 15, 177, 184 f.

Gewalt, 18 f., 23, 27, 35, 42, 94, 146

Grenzen, 16, 24, 115, 137, 153

Großeltern, 45 ff., 74, 102, 105, 146

Gruppen, 82, 102, 123, 165 ff., 189

Herkunftsfamilie, 18, 81, 84 f., 111, 165

Hilflosigkeit, 40, 90, 95, 188

Honorar, 13 f., 185 ff.

Identifikation, 46, 171, 176

Inobhutnahme, 28, 96, 142

Interaktion, 69, 71, 90, 156, 162
- Eltern-Kind, 7, 18, 89, 156, 159, 167
- Mutter-Kind, 120, 124 f.
- Interaktionsstörung, 122, 156 f.

Interventions
- ziel, 83
- haltungen, 114

Jugend
- amt, 13 f., 21, 24, 28, 113 ff., 124 f., 142 ff., 152, 167, 184 ff.
- hilfe, 14 f., 20, 142 f., 146 ff., 177, 185

Kinderarzt / Kinderärztin, 19 f., 155 ff., 161, 163, 186

Kindes
- missbrauch, 78
- wohl, 19, 126, 134, 146 f.
- wohlgefährdung, 13, 19, 126, 143 f., 147, 184

Kommunikation, 60, 63, 69, 87, 90

Konflikte
- interpersonelle, 82 f., 85, 87
- innere, 82f., 85

Kooperation, 102, 143, 146, 184
- Kooperationspartner, 7, 14, 185

Kontaktaufnahme, 125 f., 141 ff.

Krankenkasse, 13 f., 125, 150, 168, 184

Kränkung, 26, 35, 131

Krisen
- anlass, 136
- intervention, 138 f.

Kultur, 78, 99, 104
- kultureller Kontext, 73, 99, 103 ff.

Lebens
- entwurf, 85
- phase, 85, 117
- welt, 49, 82
- zufriedenheit, 117

Methadon, 109, 113

Missbrauch, 18, 27, 78, 92 f.

Misshandlung 7, 18, 89, 92 ff., 132

Misstrauen, 113, 119, 131, 136, 155, 176, 185

Modell
- projekt, 11, 13, 177, 183
- vorstellung, 74

Motiv, 129 f.

Motivation, 17, 20, 168 f., 175, 181
- Motivationsarbeit, 20, 163, 175

Mutter, 26 ff., 40 ff., 45 ff., 76 ff., 100 ff., 112 ff., 117 ff.
- junge Mütter, 18, 47 ff., 129 ff.
- Mutterrolle, 47, 126, 130
- Mutterschaft, 45, 130, 150
- Mutterschutzfrist, 150

Nachsorge, 175, 179, 181 f.

Nähe, 23, 35, 46 ff., 60, 65, 71, 74 f., 86, 96, 100, 166, 186, 189

Netzwerk, 135, 137 f., 165, 176, 189
- arbeit, 11
- partner, 13, 15

Notfall, 33

Ohnmacht, 35, 182, 188

Partnerschaft, 19, 42, 49, 70, 111, 133, 176
- Partnerschaftskonflikt, 94, 121, 124

Passung, 69, 70, 99

PEKiP (Prager Eltern-Kind-Programm), 167

Peripartalzeit, 117 ff., 122

Persönlichkeit, 18, 47, 67, 92, 120
- Persönlichkeitsstörung, 112, 119 f.

Posttraumatische Belastungsstörung, 42, 120

Prävention, 17, 19, 21, 155, 176, 184
- Präventionsprojekt, 9, 78, 171
- Präventionskette, 177

Psychiatrie / Psychiatrische Klinik, 122 f., 137 f.

Psychische Erkrankung, 7, 42, 112, 117 ff., 146, 156, 172

Psychose, 42, 117, 119

Psychotherapie, 118, 124, 139

Psychotherapeut / Psychotherapeutin, 124 f., 139

Qualifikation, 13, 15, 133, 187, 189

Rechtsberatung, 144 f.

Regulation, 60, 67, 76, 160

28

– Regulationsfähigkeit, 65, 66, 90, 159, 161
– Regulationsschwierigkeit, 90, 124
– Regulationsstörung, 90 f., 157 ff.

Ressourcen, 29, 32 f., 36, 83, 171, 184

Risiko
– faktoren, 12, 14, 143, 155, 172 f.
– familien, 13, 19 f., 84, 171 f., 176
– identifikation, 20
– konstellation, 19 f., 141, 144, 171

Rollenvorbild, 27, 121

Säugling, 53 ff., 63 ff., 69 ff., 89 ff., 99 ff.

Schlaf
– mangel, 46, 120
– problem, 36, 124
– störung, 91, 162
– verhalten, 101, 161, 163
– Schlaf-Wach-Rhythmus, 76, 91, 159

Schuldgefühle, 20, 40 ff., 92, 117 f., 133

Schutzauftrag, 143

Schweigepflicht, 15, 24, 141

Selbst
– fürsorge, 32
– reflexion, 25
– regulation, 60, 67

Selbsthilfe
– gruppe, 168, 169
– potenzial, 21

Signale (des Babys / Säuglings), 21, 29, 31, 69 f., 76, 90, 126, 156 ff., 167, 174

Sorgerecht, 26, 145 ff.

Sozialamt, 187

Sozialgesetzbuch, 14, 142

Sozialleistungen, soziale Hilfen, 14, 149 f.

Spiel, 53, 64 ff., 74, 126, 167, 187

Stillen, 18, 46, 103 f., 113, 172

Sucht, 109 ff.

Suizidalität, 136 f.

Supervision, 86, 96, 181, 188 f.
– Supervisionsgruppe, 24

Tagespflege, 142

Temperament, 65 ff., 121, 172

Therapie, 43, 122 ff.

Trennung, 19, 75, 86, 91, 136, 146 f., 168

U-Untersuchungen, 155 ff.

Überforderung, 66, 92, 97, 118, 132 ff., 139, 156, 174, 187

Umdeutung, 37 f.

Vater, 26 f., 40 f., 47, 49 ff., 77 ff., 82 ff., 127 ff.
– Vaterabwesenheit, 77
– Vaterforschung, 77 f.
– Vaterschaft, 111, 145
– Vätergruppen, 168

Vernachlässigung, 19, 78, 89, 92 ff., 105, 110, 113, 132 f.

Vernetzung, 16, 141 f., 176 f.

Versorgungssystem, 13 ff.

Vertrauen, 27, 33, 59, 70, 106, 126 f., 179
– Vertrauensbeziehung, 25 ff., 29

Wertschätzung, 19, 27, 36, 47 f., 181

Wohlbefinden, 59, 63, 74, 105

Ziel
– erreichung, 29, 30
– gruppe, 12, 185

Zugang, 19, 93, 100, 121, 143, 171, 179

Zwangsstörungen, 117 ff.

Bücher für Hebammen im Mabuse-Verlag

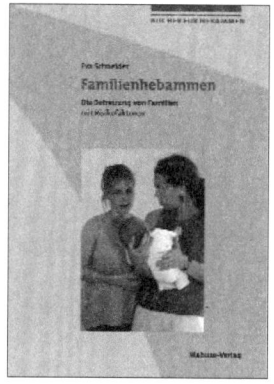

Eva Schneider

Familienhebammen
Die Betreuung von Familien mit Risikofaktoren

Mit einem Vorwort von Magdalene Weiß

»Lesenswert für alle, die sich für die Arbeit in Risikofamilien interessieren, und auch als Beispiel einer gelungenen qualitativen Forschung für den Hebammenbereich.« (DHZ)

Bücher für Hebammen 1,
3. Aufl. 2008, 152 Seiten, 16,90 Euro,
ISBN 978-3-935964-53-1

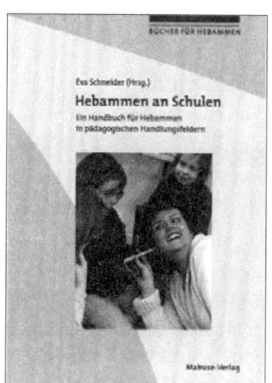

Eva Schneider (Hrsg.)

Hebammen an Schulen
Ein Handbuch für Hebammen in pädagogischen Handlungsfeldern

Das Buch richtet sich an Hebammen, die Unterrichtseinheiten an allgemeinbildenden Schulen durchführen möchten. Wie bereite ich den Unterricht vor? Was muss im Vorfeld geklärt werden? Welches Anschauungsmaterial ist geeignet? Wie viel Honorar ist angemessen? Solche und ähnliche Fragen beantwortet dieses Buch anschaulich und praxisnah..

Bücher für Hebammen 5,
256 Seiten, 22,90 Euro,
ISBN 978-3-938304-68-6

Wir suchen Autorinnen für diese Buchreihe!
Schicken Sie uns gern Ihr Manuskript zur Prüfung zu.
Bitte wenden Sie sich an Katharina Budych,
☎ 069-70 79 96-14 oder katharina.budych@mabuse-verlag.de

Mabuse-Verlag
Postfach 90 06 47, 60446 Frankfurt am Main
☎ 0 69-70 79 96-14, Fax 0 69-70 41 52
verlag@mabuse-verlag.de

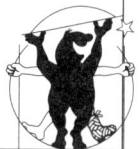

Bücher für Hebammen im Mabuse-Verlag

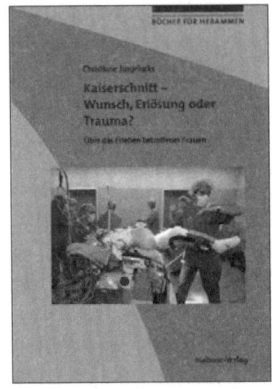

Christiane Jurgelucks

Kaiserschnitt – Wunsch, Erlösung oder Trauma?
Über das Erleben betroffener Frauen

Was empfindet eine Frau, die eine natürliche Geburt geplant hatte, wenn plötzlich ein Kaiserschnitt gemacht werden muss? Die Autorin zeigt mithilfe einer umfangreichen Studie, wie eine frauenfreundliche Geburtshilfe in solchen Fällen aussehen kann.

Bücher für Hebammen 2,
176 Seiten, 16,90 Euro,
ISBN 978-3-935964-63-0

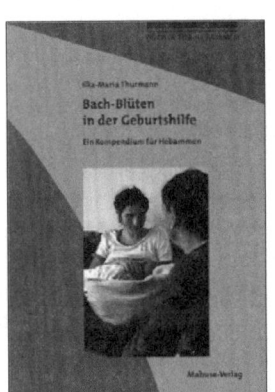

Ilka-Maria Thurmann

Bach-Blüten in der Geburtshilfe
Ein Kompendium für Hebammen

Mit einem Vorwort von Mechthild Scheffer

Anschaulich und gut verständlich werden die einzelnen Bach-Blüten in Bezug auf ihre jeweiligen konkreten Anwendungsmöglichkeiten in der Hebammenarbeit beschrieben. Das gilt für die Geburtshilfe in der Klinik ebenso wie für das gesamte Spektrum der Vor- und Nachsorge.

Bücher für Hebammen 4,
2. Aufl. 2010, 12 Seiten, 16,90 Euro,
ISBN 978-3-935964-98-2

Wir suchen Autorinnen für diese Buchreihe!
Schicken Sie uns gern Ihr Manuskript zur Prüfung zu.
Bitte wenden Sie sich an Katharina Budych,
☎ 069-70 79 96-14 oder katharina.budych@mabuse-verlag.de

Mabuse-Verlag
Postfach 90 06 47, 60446 Frankfurt am Main
☎ 069-70 79 96-14, Fax 069-70 4152
verlag@mabuse-verlag.de

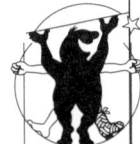

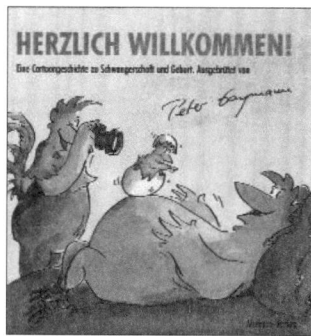
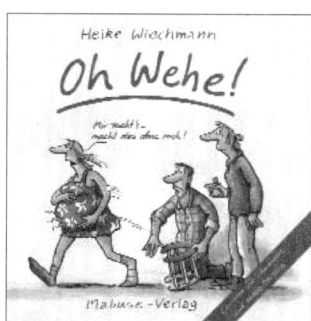
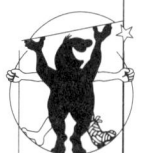

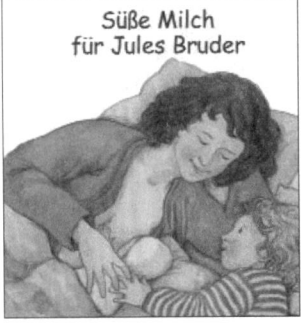
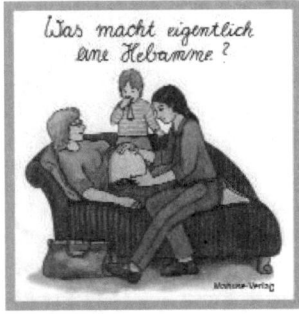
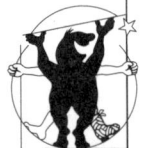

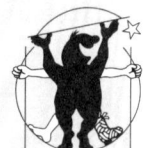

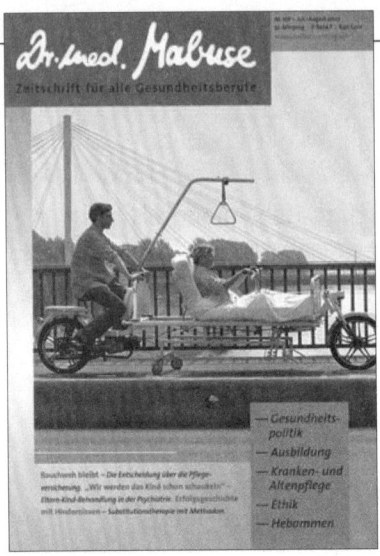
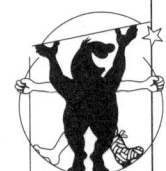